DES
SYNOVITES FONGUEUSES

ARTICULAIRES ET TENDINEUSES

PAR

LE DR A. CHANDELUX

AGRÉGÉ, CHEF DES TRAVAUX D'HISTOLOGIE A LA FACULTÉ DE MÉDECINE
DE LYON
ANCIEN MAITRE DE CONFÉRENCES D'ANATOMIE GÉNÉRALE A CETTE FACULTÉ
EX-INTERNE LAURÉAT DES HOPITAUX DE LYON
(Prix Bonnet, 1871)

PARIS

ADRIEN DELAHAYE & ÉMILE LECROSNIER, ÉDITEURS
PLACE DE L'ÉCOLE DE MÉDECINE

1883

DES

SYNOVITES FONGUEUSES

ARTICULAIRES ET TENDINEUSES

DU MÊME AUTEUR

1. *Des lésions rénales consécutives aux obstacles au cours de l'urine.* Thèse de doctorat. Paris, A. Delahaye et Lecrosnier, éditeurs, 1876.

2. Observation de pérityphlite avec épanchement stercoral consécutif. *Lyon médical*, 1873.

3. Observation d'abcès ossifluent de la colonne vertébrale ouvert dans le poumon *Lyon médical*, 1875.

4. Carcinome œsophagien et anévrysme de la crosse de l'aorte ayant donné lieu aux symptômes de la phtisie laryngée, *Lyon médical*, 1875.

5. Observation de névrome du cubital, siégeant sur le rameau collatéral de l'annulaire, *Lyon médical*, 1879.

6. Anatomie et histologie normales de la peau du fœtus de quatre à cinq mois. Publié dans les *conférences pratiques de médecine légale de M. le docteur Clément*. Paris, J.-B. Baillière et fils, 1880.

7. Contribution à l'histoire des lésions nerveuses dans le zona. *Archives de Physiologie*, 1879.

8. Mémoire sur un fœtus acéphale. *Lyon médical*, 1880.

9. Contribution à l'histoire de l'exomphale. *Archives de Physiologie*, 1880.

10. Sur l'épithélioma tubulé colloïde, *Lyon médical*, 1880. (En collaboration avec le docteur DANIEL MOLLIÈRE.)

11. Recherches histologiques sur la structure des tubercules sous-cutanés douloureux. *Archives de Physiologie*, 1882.

12. Note sur un cas de lupus de la face. Examen histologique. *Annales de dermatologie et de syphiligraphie*, 1881. (En collaboration avec le docteur REBATEL.)

DES

SYNOVITES FONGUEUSES

ARTICULAIRES ET TENDINEUSES

PAR

LE DR A. CHANDELUX

AGRÉGÉ, CHEF DES TRAVAUX D'HISTOLOGIE A LA FACULTÉ DE MÉDECINE
DE LYON
ANCIEN MAITRE DE CONFÉRENCES D'ANATOMIE GÉNÉRALE A CETTE FACULTÉ
EX-INTERNE LAURÉAT DES HÔPITAUX DE LYON
(Prix Bonnet, 1871)

PARIS

ADRIEN DELAHAYE & ÉMILE LECROSNIER, ÉDITEURS
PLACE DE L'ÉCOLE DE MÉDECINE

—

1883

INTRODUCTION

CONSIDÉRATIONS GÉNÉRALES ET DIVISION DU SUJET

Parmi les diverses altérations pathologiques qui peuvent atteindre les synoviales, il en est un grand nombre, la plupart, dirons-nous, qui dérivent des phénomènes inflammatoires ou irritatifs se manifestant à la surface ou dans l'épaisseur de ces membranes.

Longtemps confondues entre elles, ces affections, depuis un certain nombre d'années, ont été nettement séparées les unes des autres, et parmi elles on a établi des catégories bien distinctes. On a vu, en effet, que le processus pathologique, suivant son degré, suivant sa nature, aboutissait à des lésions variées, évoluant d'une certaine façon et constituant, par conséquent, autant de types pathologiques qu'il convenait de désigner par des noms particuliers, de manière à éviter la confusion dans le langage et

de manière aussi à rapprocher d'une lésion anatomique
donnée la forme clinique sous laquelle se présentait
l'affection.

Il est donc nécessaire, au début de cette étude, d'indiquer en premier lieu ce que nous devons entendre par
synovites fongueuses articulaires et tendineuses, en ayant
soin toutefois de rester dans des généralités, et de ne point
préjuger de la nature de l'affection, nature à laquelle un
chapitre de ce travail sera consacré.

La question, posée en ces termes, nous semble avoir pour
avantage de limiter notre sujet. Il ne peut évidemment
s'agir pour nous de décrire avec détails, à propos des
synovites fongueuses articulaires, toutes les lésions variées
se développant simultanément dans l'ensemble des tissus
qui concourent à la formation d'une articulation. Lorsque
les os, les cartilages, la synoviale, les ligaments, les tissus
périarticulaires eux-mêmes sont à la fois envahis par les
fongosités, il s'agit de l'affection connue sous le nom
d'arthrite fongueuse ou de tumeur blanche; et la complexité des lésions crée, dans ce cas, une entité morbide
parfaitement distincte, qui a sa place dans le cadre nosologique, et dont la fongosité synoviale ne constitue qu'un des
éléments. La plupart du temps, il est vrai, les lésions
fongueuses des synoviales articulaires succèdent à des
lésions de même nature, qui ont eu leur siège premier et
leur point de départ dans les extrémités osseuses articulaires, ou dans les cartilages. Est-ce une raison pour les
subordonner à ces dernières et les confondre avec elles?
Nous ne le pensons pas. Nous croyons, au contraire,

qu'il y a intérêt majeur à les en séparer, à considérer, en un mot, les *synovites fongueuses articulaires et tendineuses* comme une *maladie déterminée de la synoviale*, comme une affection propre, se montrant sur cette membrane dans tous les points de l'économie où elle se rencontre, sans qu'il existe nécessairement une relation entre la maladie de la synoviale elle-même et les tissus ou les organes de diverse nature auxquels elle est adjacente en tant que surface de glissement.

Cette méthode nous permettra de réunir dans une même description des lésions pathologiques à peu près identiques les unes avec les autres, qu'il s'agisse de synoviales articulaires ou de synoviales tendineuses. Elle nous permettra de comparer dans leurs diverses formes et ces altérations et les causes dont elles procèdent; elle nous conduira à la notion des symptômes qui les accompagnent et des désordres dont elles deviennent l'origine. Nous aurons soin, d'ailleurs, chemin faisant, d'indiquer les particularités que les synovites fongueuses articulaires empruntent à la fois à leur siège, à leur marche, et aussi à leurs rapports avec les extrémités articulaires des segments osseux des membres.

Il importe tout d'abord de préciser les termes et de bien mettre en évidence le sens précis qui, suivant nous, doit être attribué à l'expression de *synovites fongueuses*. Toute affection fongueuse est celle dont le caractère objectif principal est fourni par la présence de *fongosités*. Or, si nous consultons le Dictionnaire de Robin et Littré, nous y voyons que « la fongosité est une végétation charnue, mollasse, spongieuse, en forme de champignon, qui se développe souvent à la surface des plaies ou des ulcères. » Comprise ainsi dans son sens le plus général, la fongosité peut donc se rencontrer sur des plaies ou des ulcères de nature très diverse. Une production cancéreuse, par exemple, vient-elle à végéter au dehors, on la voit donner naissance à de nombreux bourgeons, plus ou moins saillants, plus ou moins pédiculés, qui constituent une variété de fongus malin, ou, pour mieux préciser, qui forment ce que l'on appelle des fongosités cancéreuses. Or, les synoviales peuvent, comme les autres tissus, être envahies par la dégénérescence cancéreuse. Mais, dans ce cas, la fongosité maligne appartient à une maladie déterminée, au cancer, dont elle est seulement une forme anatomique extérieure particulière. Nous ne saurions donc faire rentrer de semblables cas dans notre description; ils appartiennent tout entiers à l'histoire des tumeurs malignes de la synoviale.

On a décrit, à une certaine époque, sous le nom de tumeurs blanches syphilitiques, des altérations des jointures, nées sous l'influence de la syphilis, le plus ordinairement dans sa période tertiaire. Les lésions articulaires étaient représentées, disait-on, par des fongosités ayant leur point de départ dans les divers tissus qui forment l'articulation. La présence de ces fongosités est aujourd'hui vivement combattue. Dans un récent travail sur ce sujet, Méricamp [1], d'après le professeur Fournier, nie de la

---

[1] Méricamp. *Des arthropathies syphilitiques tertiaires*, th. de Paris, 1882.

façon la plus formelle l'existence de fongosités quelconques dans les arthropathies syphilitiques. Nous n'aurons donc pas à nous occuper de synovites fongueuses syphilitiques, et, en supposant même que la syphilis pût arriver à développer des fongosités synoviales, l'origine spécifique de ces dernières, leur évolution propre liée à l'affection dont elles procèdent, enfin les ressources que le traitement antisyphilitique offre sur elles ne nous permettraient point de les faire entrer dans notre sujet.

Nous voici donc amené, en procédant par élimination, à restreindre notre cadre et à serrer de plus près la question.

A la suite de certaines inflammations aiguës ou chroniques des jointures, telles qu'on les observe dans les arthrites traumatiques, puerpérales, scarlatineuses, blennorrhagiques, on voit parfois se développer sur les synoviales des bourgeons mollasses, généralement implantés sur la membrane par une sorte de pédicule ou de portion rétrécie. Ces bourgeons, qui constituent les *fongosités inflammatoires simples,* possèdent pendant un temps plus ou moins long, suivant les conditions générales de santé du sujet, une faible tendance à l'organisation et fournissent une sécrétion de pus, variable comme quantité. Les mêmes fongosités peuvent aussi se développer dans un kyste synovial à grains riziformes, par exemple, soit consécutivement à l'ouverture spontanée ou artificielle de ce dernier, soit par suite d'un travail irritatif qui s'établit lentement sur la membrane et amène peu à peu sa transformation fongueuse. Là encore, il s'agit de *fongosités inflammatoires simples* succédant à un travail d'irritation chronique.

Mais, dans le plus grand nombre des cas, l'inflammation des jointures qui aboutit à la production de fongosités est une inflammation bâtarde, évoluant avec lenteur et reconnaissant pour cause la constitution du malade. Pendant longtemps on regarda de telles lésions comme étant de nature scrofuleuse. Elles se montraient, en effet, chez des individus offrant tous les attributs de la scrofule et pouvaient être améliorées par le traitement général qui convient à cette affection. Depuis quelques années, en étudiant plus complètement la scrofule, on est arrivé à établir de nombreuses relations entre elle et la tuberculose. Beaucoup de produits scrofuleux sont aujourd'hui considérés comme de nature franchement tuberculeuse, entre autres les fongosités synoviales que l'on rencontre dans la plupart des tumeurs blanches et dans les synovites fongueuses tendineuses. Nous devrons donc, dans ce travail, faire une large part aux *fongosités tuberculeuses*, si fréquentes, sans toutefois laisser de côté les *fongosités inflammatoires simples*, signalées plus haut, et dont une discussion récente à la Société de Chirurgie[1] a mis hors de doute l'existence.

Dans la description de l'affection fongueuse des synoviales articulaires et tendineuses, nous adopterons le plan suivant :

Un premier chapitre sera consacré à un rapide historique de la question. Nous chercherons à montrer quelles idées

---

[1] Voir *Bulletin Société de chirurgie*, 1882, p. 491.

générales ont eu cours, suivant les époques, sur la nature de la maladie et les lésions anatomiques qu'elle engendre, et nous rappellerons les dernières recherches qui, grâce à la méthode expérimentale, permettent parfois d'affirmer la nature tuberculeuse d'un certain nombre de fongosités, en mettant en évidence au sein de leur trame un micro-organisme figuré, le bacille, que l'on retrouve dans la plupart des lésions tuberculeuses et qui semble être à la fois le point de départ de la lésion et un germe figuré du virus tuberculeux.

La structure normale des synoviales, le rapport de ces membranes soit avec les extrémités osseuses articulaires, soit avec les tendons, fera l'objet d'un deuxième chapitre. Il est nécessaire, en effet, d'être fixé sur la constitution intime de la synoviale et sur ses relations avec les parties voisines, avant d'aborder la description des altérations dont elle devient le siège dans le cas de lésions fongueuses.

Ces altérations feront l'objet du troisième chapitre, exclusivement consacré à l'anatomie pathologique macroscopique et microscopique. L'analyse histologique mettra en évidence, dans les fongosités tuberculeuses, la présence de nodules tuberculeux, au sein desquels se montrent dans quelques cas les bacilles tuberculeux. Là, comme dans toute lésion tuberculeuse, les bacilles se rencontreront dans la substance même de la cellule géante, et le nodule ou follicule tuberculeux sera tout à fait semblable à celui que l'on trouve dans les autres organes.

Le quatrième chapitre sera destiné à établir la nature tuberculeuse de ces fongosités, en s'appuyant non plus seulement sur les résultats fournis par le microscope, mais sur ceux que l'on obtient par les méthodes expérimentales de cultures successives et d'inoculation.

L'étiologie, là symptomatologie, le diagnostic et le pronostic feront l'objet des chapitres suivants.

Enfin, en dernier lieu, nous devrons entrer dans les considérations de thérapeutique et faire l'histoire du traitement. Les méthodes employées, par les chirurgiens ont eu et ont encore souvent pour but de donner aux fongosités un surcroît d'activité évolutive leur permettant d'arriver à un état d'organisation parfaite et de subir la transformation fibreuse qui est un des modes de guérison. Toutefois, en agissant ainsi, le micro-organisme tuberculeux, pendant toute la période de transformation fibreuse, restera au sein des tissus et pourra, si l'on s'en rapporte aux recherches les plus nouvelles, devenir une cause d'infection et de tuberculisation générale. Dominés par cette idée, les chirurgiens ont aujourd'hui une tendance bien marquée à détruire, à extirper ces fongosités, à les enlever jusque dans leurs moindres parcelles. Les résultats jusqu'à présent ont semblé donner raison à cette manière de voir, et les méthodes actuellement employées pour remplir cette indication ont fréquemment donné d'excellents résultats. Nous aurons donc à insister plus particulièrement sur ces méthodes qui semblent devoir entrer de plus en plus dans la pratique chirurgicale; mais nous ne négligerons point, avant de les décrire, de rappeler également les méthodes de traitement auxquelles on avait recours avant la découverte des pansements antiseptiques qui ont si profondément et si

heureusement modifié la thérapeutique des maladies arti
culaires. Ces méthodes, d'ailleurs, trouvent encore leur
application dans un certain nombre de cas, soit qu'elles
constituent à elles seules tout le traitement, soit qu'elles se
combinent et s'ajoutent, à titre d'adjuvant, à l'un quelconque des procédés modernes.

SYNOVITES FONGUEUSES

ARTICULAIRES ET TENDINEUSES

CHAPITRE PREMIER

HISTORIQUE

L'histoire des synovites articulaires et tendineuses est
en réalité toute moderne. C'est seulement depuis un petit
nombre d'années que les lésions des deux membranes ont été
individuellement décrites et considérées pathologiquement
à part. C'est, en effet, à la suite des travaux de Bichat que
les affections des tissus entrant dans la constitution des
organes complexes pouvaient être dégagées et mises dans
le jour qui leur convient. Mais, depuis l'origine même de
la médecine, les lésions qui vont nous occuper avaient
nécessairement attiré, d'une façon indirecte, l'attention des
médecins et des chirurgiens. Pendant une longue période,

les lésions articulaires, de quelque nature qu'elles fussent, restèrent réunies dans un groupe commun et ce n'est que peu à peu que des distinctions purent être faites.

Lorsque l'on eut péniblement séparé du groupe général des arthropathies l'affection qui s'accompagne de la lésion connue sous le nom de fongosités, les efforts des cliniciens se portèrent principalement vers le but suivant : arriver à connaître exactement dans leurs symptômes et leur étiologie générale les affections fongueuses articulaires d'abord, puis ensuite les tendineuses.

Enfin, dans une période très rapprochée de nous, l'anatomie pathologique, la médecine expérimentale, la pathologie générale se sont emparées du sujet et ont cherché, non plus à préciser une symptomatologie dont les maîtres d'autrefois et ceux d'aujourd'hui ont presque donné le dernier mot, mais à relier les fongosités, et les produits spéciaux qui paraissent caractériser nombre d'entre elles, à la fois aux grandes diathèses et aux maladies générales infectieuses qui font, pour le moment, la préoccupation dominante de la pathologie actuelle.

Reprenons brièvement, dans les différentes périodes qui se sont succédé, la suite des observations, des théories et des doctrines afférentes à notre sujet. Constamment, les pathologistes ont poursuivi dans leurs études un double problème : 1° Savoir en quoi consistait anatomiquement la lésion en vertu de laquelle, lentement, on voyait les articulations devenir le siège de lésions chroniques, aboutissant à des ulcères atones et à ce qu'ils appelaient d'abord le sphacèle et ensuite la carie des os ; 2° déterminer les rapports existant entre ces affections et les différents états diathésiques généraux qu'ils connaissaient.

Dans les livres hippocratiques, les affections articulaires gravitent toutes autour du phénomène clinique le plus éclatant, la déformation de la jointure ou *luxation*, suivant la terminologie d'Hippocrate. Mais, malgré le vague de cette notion, le médecin grec montre combien, pour une même déformation articulaire, la notion étiologique peut demeurer variable. Les luxations peuvent être congénitales ou traumatiques, ou enfin développées à la suite d'un état morbide préalable. Ces luxations spontanées, de cause dyscrasique *(præ morbo)*, attirent jusqu'à un certain point l'attention du descripteur : « Si la sortie de la tête de l'os hors de sa place a été le résultat d'une maladie (cela s'observe souvent, et quelquefois l'os venant à se sphacéler, il se forme des abcès de longue durée, des plaies suppurantes et des dénudations des os), dans tous ces cas uniformément, qu'il y ait ou non sphacèle, le fémur reste beaucoup plus court et ne suit pas le développement de l'os sain [1]. » Et l'on voit suivre, pour chaque genre de luxation spontanée, des considérations sur l'arrêt de développement, les déformations du membre, les incurvations du rachis, etc., qui permettent de penser qu'Hippocrate avait eu la notion des arthropathies chroniques terminées par l'ankylose.

Ces notions vagues furent à peu près les seules qu'ait possédées l'école chirurgicale antique. C'est à peine si les commentateurs arabes des médecins grecs arrivent à faire un pas en avant et rangent avec Rhazès, sous le nom de *pédarthrocace*, certaines arthropathies chroniques propres aux enfants. Jusqu'au milieu du dix-septième siècle, les

---

[1] Hippocrate, trad. Littré, t. IV, p. 243.

nosologistes ne vont pas plus loin ; et, dans les manuels de l'époque, reproduisant les idées courantes, les maladies articulaires ne comprennent rien autre chose que les luxations, telles que les avaient décrites Hippocrate et ses commentateurs, et dans le cadre desquelles on faisait aussi rentrer la sciatique [1].

Çà et là cependant, on trouve dans les auteurs des remarques qui portent à penser que la confusion n'était pas aussi complète qu'elle peut le paraître de prime abord. Dans les arthropathies chroniques, un symptôme, autre que le déplacement des extrémités osseuses, était considéré comme important : c'est l'hydropisie chronique de la cavité articulaire, que les auteurs de l'époque appelaient communément l'apostème aqueuse des articulations (Amb. Paré) [2]. Mais parallèlement à cette notion s'en élevait une autre, qui devait aboutir à la conception moderne de la fongosité ; et déjà Asclépiade [3] avait fait remarquer que la cause de la luxation spontanée résidait souvent dans une production charnue née à l'intérieur de l'article malade. C'est cette production que Reimar et Brambilla (1757) [4] devaient décrire, plusieurs siècles après, sous le nom de *fungus articulorum*, terme qu'il importe de retenir, puisqu'il a pris dans la terminologie moderne une signification précise et définitive.

A mesure que de la sorte la notion anatomique arrivait à se dégager, l'idée diathésique faisait de son côté des progrès. Réduite, à la fin du seizième siècle, à la simple

[1] Jonston, *Idæa universæ practicæ*, Amsterdam, apud L. Elzevirium, 1652.
[2] A. Paré, édit. Malgaigne, Paris, 1840, t. I.
[3] Cité par Panas, *Dict. de Jaccoud*, article Articulation, p. 305.
[4] Reimar et Brambilla. *Mém. de l'Acad. méd. chirurg. de Vienne*, t. Ier.

notion vague des affections articulaires *præ morbo* d'Hippocrate, nous la voyons, au milieu du dix-huitième, préoccuper certains chirurgiens. Parmi eux, Widmann[1], élève de Heister, dit que les dépôts dans les articulations « sont quelquefois cause d'ankylose, soit qu'ils se terminent par suppuration, soit qu'ils se terminent par induration... que des causes internes telles qu'un virus goutteux, écrouelleux, donnent naissance aux arthropathies et que celles qui viennent de causes internes, d'un virus ou d'un vice particulier, se reconnaissent par les signes qui caractérisent ces maladies ». Bien entendu, Widmann n'exprimait ici qu'une idée déjà acceptée, depuis assez longtemps même, mais à laquelle on devait ultérieurement attribuer un rôle infiniment plus large dans l'étiologie des affections chroniques des articulations.

Déjà, près d'un siècle auparavant (1676), Richard Wiseman[2], réunissant dans une seule et même idée syndromatique les différents caractères relevés par les auteurs et indiqués par eux comme appartenant spécialement à un groupe de maladies articulaires chroniques, donnait à ce groupe un nom particulier, celui de tumeur blanche *(white swelling)*. La tumeur blanche devenait ainsi une affection ayant ses caractères cliniques propres et méritant une place à part dans le cadre nosologique. Elle a conservé, du reste, jusqu'à présent cette place, bien que, dans la période moderne, se soit manifestée constamment la tendance à distinguer et à séparer les diverses variétés de l'affection, suivant la nature étiologique de cette der-

---

[1] Widmann, *Dissert. médico-chirurgicale*, soutenue à Helmstadt le 22 décembre 1744, collection des thèses de Haller, Paris, 1760.

[2] R. Wiseman. *Several chirurgical Treatises*. London, 1676.

nière, et suivant la localisation des lésions sur tel ou tel
élément de l'articulation considérée dans son ensemble.

Ce travail d'analyse ne commença à s'effectuer que sous
l'impulsion de Hunter et de son école, en Angleterre ; en
France, sous celle qui caractérisa tous les travaux de la fin
du siècle dernier, c'est-à-dire par les efforts de l'école
nosologique. A cette époque, la notion des tissus complexes qui concourent à former une articulation avait été
mise en lumière ; on pouvait étudier le rôle de leurs
lésions propres dans la production de l'arthropathie ; la
notion de la synovite fongueuse pouvait être établie,
et, d'un autre côté, l'attention était de plus en plus
attirée vers les relations de la tumeur blanche avec les
états diathésiques généraux.

Alors, et, avec le siècle présent, commence une nouvelle période, transition naturelle entre la première, toute
de tâtonnements et d'incertitudes, et la période moderne
proprement dite. Dans cette période, les caractères cliniques de la tumeur blanche sont étudiés dans leurs détails ;
l'école d'observation établit une longue suite de circonstances étiologiques qui font de la maladie articulaire
l'aboutissant commun d'une série d'actions morbigènes
variables. La sorte d'entité morbide créée par Wiseman,
tend de la sorte à se scinder. Aussi voit-on, après les
travaux de Larrey, de Boyer, de Velpeau, de Cruveilhier,
de Bouvier, et de Malgaigne, naître d'abord avec Bazin[1],
puis avec Bonnet[2] la triple notion des tumeurs fongueuses des articulations, des abcès froids articulaires et

---

[1] Bazin. *Leçons sur la scrofule*, p. 349.
[2] Bonnet. *Traité des maladies articulaires*, Paris, 1845.

des arthropathies tuberculeuses. La dernière trace de la synthèse effectuée par Wiseman, n'est plus marquée que par l'étiologie encore variable attribuée par les cliniciens modernes à la tumeur blanche et en vertu de laquelle on considère cette dernière comme pouvant naître sous l'influence d'un nombre de plus en plus restreint d'états diathésiques préalables [1].

La période contemporaine est caractérisée par une double tendance des esprits : 1° établir d'une façon positive à l'aide des ressources de l'histologie moderne, la structure de la fongosité qui, émanant des os, ou née dans la synoviale, végète en fin de compte dans la cavité articulaire et se répand dans les trajets fistuleux quand ils se sont produits ; 2° sur les données fournies par l'anatomie pathologique et rapprochant ces dernières de celles fournies par l'observation clinique et par l'expérimentation, établir les relations qui existent entre les lésions fongueuses et des lésions en apparence identiques qui caractérisent, dans les autres tissus et dans les autres organes, la tuberculose et la scrofule. Après un petit nombre d'années, nous sommes loin aujourd'hui de la conception restreinte de Paquet [2], qui ne voyait dans l'arthrite fongueuse que la réaction inflammatoire de la synoviale devant la carie des os ou des cartilages adjacents. Jusqu'alors on n'avait admis l'arthrite tuberculeuse de Bonnet que sous bénéfice d'inventaire ; il fallait maintenant à la fongosité tuberculeuse une caractéris-

---

[1] V. à ce sujet, le remarquable travail de Panas. Article Articulations (tumeurs blanches), in *Dict. de médecine et de chirurgie pratiques*, t. III, p. 409 et 417.

[2] Paquet. *Étude sur les tumeurs blanches*, th. Paris, 1867.

tique histologique qui manquait : ce fut Köster[1] qui la trouva.

Köster, en effet, put montrer en 1869, dans les fongosités des trajets d'une tumeur blanche, des nodules tuberculeux à cellules géantes, identiques à ceux décrits par Friedländer dans le lupus. En 1870, le professeur Cornil[2] démontra l'existence des tubercules élémentaires dans les fongosités intra-articulaires d'une tumeur blanche, et, peu après, Laveran[3] fit connaître l'aptitude des synoviales à devenir le siège de l'une des déterminations morbides de la granulie ou tuberculose généralisée dans la forme métastatique. A partir de ce moment, la question changea totalement de face, et les chirurgiens, écartant dans le plus grand nombre des cas les causes banales de la fongosité articulaire, purent poser nettement la question de ses rapports directs avec la diathèse tuberculeuse.

En même temps, la question des tuberculoses locales, posée par Friedländer, et celle connexe des rapports de la scrofule avec la tuberculose, deviennent à leur tour l'objet des préoccupations de tous. Successivement paraissaient les travaux de Gaujot et Charvot[4], de Brissaud[5], de Kiener et Poulet[6], ceux si importants de Lannelongue[7], enfin le mémoire tout récent de Maurice Pollosson[8] écrit sous

[1] Köster. Ueber fongöse Gelenkentzündung, *Archiv. de Wirchow*, t. XLVIII, 1869.

[2] Cornil. Sur un cas d'arthrite tuberculeuse. *Arch. de physiol.*, 1870, p. 325.

[3] Laveran. Tuberculose aiguë des synoviales. *Progrès médical*, 1876, p. 727.

[4] Gaujot et Charvot. *Gazette hebdomadaire*, 1879.

[5] Brissaud. Étude sur la tuberculose articulaire. *Revue mensuelle de médecine et de chirurgie*, 1879, p. 457

[6] Kiener et Poulet. De l'ostéopériostite tuberculeuse ou carie des os. *Archiv. de Physiol.*, 1883, p. 224.

[7] Lannelongue. *Abcès froids et tuberculose osseuse*, Paris, 1881.

[8] Pollosson. *Gazette hebdomadaire*, 1883.

l'inspiration et développant les idées déjà anciennes du
professeur Ollier sur le sujet ; successivement aussi, dans
tous les éléments entrant dans la constitution des tumeurs
blanches se retrouvait une édification identique, le follicule
tuberculeux de Köster. Partant de là, R. Volkmann[1]
pouvait dire, dès 1879, que de par l'anatomie pathologique
et la clinique réunies, la fongosité articulaire était tuberculeuse, tendait à s'inoculer de proche en proche par
colonies et, pouvant donner, en fin de compte, naissance à
l'infection métastatique, devait être extirpée et poursuivie
à la façon d'une tumeur maligne dont on redoute la repul-
lulation.

Ainsi donc, de par une suite d'observations cliniques plus
que séculaires montrant la fréquence de la tuberculisation
définitive chez les porteurs d'anciennes synovites fongueuses, et de par l'anatomie pathologique qui révélait
l'existence du nodule tuberculeux dans les fongosités, la
nature diathésique de la synovite des tumeurs blanches
devenait en apparence incontestable. Mais, à ce moment
même, les observations si curieuses de H. Martin[2] et de
Laulanié[3] empêchèrent absolument la clôture d'un débat
que l'on pouvait presque considérer comme terminé. En
montrant que le follicule tuberculeux n'est, après tout,
qu'une édification anatomique pure, qu'une réaction des
tissus suivant un certain mode autour d'un corps étranger
variable, ils remirent tout en question, et le nodule de
Köster perdit à juste titre sa signification diathésique

---

[1] Volkmann. Ueber den Carakter und die Bedentung der fungösen Gelenkentzündungen. *Volkmann's Klin. Vorträge*, 1879.

[2] H. Martin. Pseudotuberculose expérimentale. *Archiv. de physiol.*, 1880.

[3] Laulanié. *Comptes rendus de l'Académie des sciences*, 1882, t. XCIV,
p. 19.

presque tout entière. Un nouveau criterium dut être cherché, et les expérimentateurs le trouvèrent dans la méthode de Villemin.

Si, comme l'affirme dogmatiquement Cohnheim, le tubercule, cette entité longuement et infructueusement cherchée au milieu des lésions anatomiques tuberculeuses, polymorphes par essence même, n'est qu'un virus particulier, pour juger de la nature intime d'une édification anatomique tuberculiforme, il la faut inoculer et obtenir avec elle une série d'éruptions tuberculeuses indéfiniment fertiles. C'est en ces termes, du reste, que le nouveau problème avait été posé par Martin. Successivement des essais de culture furent effectués pour le cas particulier des fongosités articulaires, par Cohnheim, Hueter[1], König[2], et plus récemment par Max Schüller[3]. Des résultats positifs furent obtenus, et il devint de plus en plus probable que la fongosité, anatomiquement tuberculeuse, est aussi expérimentalement infectieuse, et peut développer, au sein d'un organisme apte à en devenir le théâtre, l'éruption tuberculeuse proprement dite et caractéristique.

La question de la virulence du tubercule s'éclairait en même temps d'un nouveau jour par les recherches d'Aufrecht, de Klebs, de Weigert, d'Erlich, de Toussaint, de Koch, de Schüller, et enfin tout récemment de Cornil et Babès. D'après toutes ces recherches, l'élément essentiel du tubercule est un *microbe*, un organisme inférieur possédant une individualité propre à la façon du bacille de la lèpre ou du bacillus anthracis. La question du poly-

---

[1] Hueter. *Deustche Zeitschrift für Chirurgie*, 1879, p. 317.
[2] König. Die tuberculose der Gelenke. *Zeitschf. für chirurgie*, 1879
[3] Max Schüller. *Centralblatt für Chirurgie*, 1878.

morphisme de ce microbe n'est pas encore élucidée; mais une série de faits ont été déjà du moins nettement établis. Nous savons actuellement que, dans certaines synovites fongueuses, il existe un follicule tuberculeux inoculable et au sein duquel l'organisme incriminé en tant que cause de la tuberculose a pu être retrouvé.

Néanmoins la question reste encore largement ouverte; elle nous surprend pour ainsi dire au moment où elle demeure en instance d'évolution. A côté des synovites fongueuses simples, celles qu'énumère incidemment Lannelongue dans son mémoire et que Volkmann continue, de son côté, à admettre, il en existe d'autres sur la nature desquelles on ne discute déjà presque plus. Ce sont ces synovites anatomiquement tuberculeuses qui font tout l'intérêt de notre travail ; ce sont elles que nous avons, ce nous semble, surtout à décrire. Et puisque la lumière n'est pas encore entièrement faite à leur endroit, notre tâche se borne naturellement à les étudier, à chercher à pénétrer plus avant, s'il se peut, dans leur anatomie pathologique ébauchée jusqu'ici et traitée pour ainsi dire seulement dans ses caractères les plus généraux. Nous verrons ensuite, par leur évolution au sein des tissus dont elles ont altéré la structure, par l'étude de leurs propriétés virulentes, enfin, ou plutôt avant tout, par le rôle qu'elles jouent en clinique, comment il convient, en dernière analyse, de les considérer provisoirement aujourd'hui. En médecine et en chirurgie, en effet, la nature des affections diverses ne doit pas être jugée par un criterium unique, et les conceptions que nous pouvons acquérir ne cesseront probablement jamais d'avoir besoin d'un triple appui : celui de l'anatomie patho-logique, celui de l'étiologie générale et celui de la clinique, c'est-à-dire des trois modes traditionnels d'acquérir les connaissances, sur lesquels doit se fonder la notion incessamment poursuivie, celle d'un traitement utile et rationnel.

Mais l'histoire des synovites fongueuses articulaires ne constitue qu'une partie de la tâche qui nous est imposée. Au commencement de ce siècle, l'analogie entre les synoviales tendineuses et celles des articulations avait été établie et les deux ordres de membranes avaient été réunis par Bichat dans un seul et même système anatomique. L'attention fut dès lors attirée sur les affections des gaines des tendons et l'on commença à distinguer dans ces gaines des productions végétantes, analogues plus ou moins au *fungus articulorum* des anciens.

Dans son traité du ganglion, Platner faisait observer que, dans un cas, la tumeur s'était ouverte et changée en un cancer végétant. Lisfranc décrivait un cas analogue sous le nom de sarcome. Chassaignac [1], en 1844, acceptait encore la nature néoplasique et maligne des synovites tendineuses ulcérées et végétantes qu'il décrivait. Jusqu'en 1856, avec le cas de H. Larrey [2], on continue à considérer de pareilles productions comme des tumeurs malignes. Cependant, à ce moment, la signification était discutée par Ch. Robin, et, en 1858, dans sa thèse si importante, Bidard [3] montrait, sous l'inspiration du professeur Verneuil, qu'il existe, comme l'avait déjà pressenti Legouest [4], dans les

---

[1] Chassaignac. *Annales de thérapeutique médicale et chirurgicale de Rognetta*, t. II, 1844-45.

[2] H. Larrey. *Société de chirurgie*, 1856.

[3] Bidard. *De la synovite tendineuse chronique ou fongus des gaines synoviales*, th. Paris, 1858.

[4] Legouest. *Des kystes synoviaux du poignet et de la main*, th. d'agrégation, Paris, 1857.

synoviales tendineuses, une affection en tous points semblable aux affections fongueuses des synoviales articulaires, déjà décrites par Bonnet. Une pareille conception marquait un pas important fait en avant, et l'on cessait de considérer comme des cancers ou des tumeurs fibroplastiques une affection qui, en fin de compte, reproduisait dans les gaines des tendons la néoplasie végétante propre aux synoviales articulaires des jointures affectées de tumeur blanche. Ce progrès explique pourquoi dès 1873, la question des synovites fongueuses des tendons vient à se confondre avec celle des synovites articulaires, et comment la signification tuberculeuse de ces fongosités est d'abord indiquée par Lancereaux[1], Coyne et Labbé[2] comme éminemment probable. Plus récemment, l'anatomie pathologique des fongosités tendineuses se précise exactement comme se précisait celle des fongosités articulaires. Les végétations et les masses caséeuses, décrites par Lancereaux et observées par Coyne, présentaient encore un caractère que l'on pouvait considérer comme douteux. C'est une observation du professeur Trélat[3], suivie d'examen histologique par Latteux qui permit d'établir, en 1882, l'existence des follicules tuberculeux de Köster dans les fongosités synoviales tendineuses, et, dans leur travail plus récent, Terrier et Verchère[4] ne font que confirmer et généraliser la pré-

---

[1] Lancereaux. Synovite tuberculeuse des tendons des doigts de la main. *Bulletin de la Société anatomique*, 1873, p. 617.

[2] Coyne. *Bulletin de la Société anatomique*, 1873, p. 618.

[3] Trélat. Synovite tuberculeuse des gaines tendineuse. *Progrès médical*, 1882, p. 359.

[4] Terrier et Verchère. De la synovite tendineuse tuberculeuse. *Revue de chirurgie*, 1882, p. 543.

sence des éléments tuberculeux anatomiquement typiques dans les fongosités tendineuses qu'ils ont eu l'occasion d'examiner.

Actuellement donc, les deux questions des synovites articulaires et tendineuses se confondent et suscitent les mêmes problèmes. Les deux ordres de fongosités doivent être étudiés avec les mêmes méthodes, donner naissance aux mêmes recherches expérimentales, conduire aux mêmes considérations générales sur la nature des produits tuberculiformes qu'elles contiennent, pour arriver à en tirer les notions précises nécessaires à leur symptomatologie, à leur diagnostic et à leur traitement.

CHAPITRE II

Les articulations qui ont pour but de permettre le déplacement des divers segments des membres et les mouvements, ont une surface incessamment lubrifiée par un liquide onctueux, la *synovie*, qui joue ici le rôle de l'huile dans les rouages d'une machine et est fournie d'une manière continue par la membrane synoviale.

Bichat, dans son *Traité des membranes*, comparant le système synovial au système séreux, avait eu soin cependant de les distinguer l'un de l'autre, et bien qu'il considérât les synoviales comme des *sacs sans ouverture*, tapissant toute la cavité articulaire, y compris les cartilages, il avait reconnu cependant à ces membranes des caractères particuliers qui ne permettaient point de les confondre avec les membranes séreuses proprement dites.

De nos jours, cette distinction n'a pas été maintenue

par tous les auteurs. Le professeur Richet[1] et Farabeuf[2], entre autres, les assimilent aux membranes séreuses et les décrivent avec elles. Cette méthode, qui peut offrir quelques avantages au point de vue descriptif, a toutefois l'inconvénient de mettre en parallèle et de rapprocher deux tissus, bien différents dans leur disposition anatomique et surtout dans leur structure. Nous conserverons donc la division faite par Bichat et nous montrerons par l'analyse histologique la différence fondamentale qui sépare l'un de l'autre ces deux ordres de membranes.

Velpeau[3], en 1843, étudiant les membranes synoviales, ne put constater l'existence de la synoviale à la surface du cartilage. Il vit, au contraire, cette membrane s'arrêter à la limite du cartilage, former, par conséquent, à l'articulation, non point un sac sans ouverture, comme l'avait dit Bichat, mais un simple manchon, unissant l'un à l'autre les deux segments osseux articulaires. Depuis Velpeau, tous les anatomistes ont contrôlé ce fait ; il est maintenant accepté sans conteste.

La membrane tapisse les ligaments, les capsules fibreuses et adhère au périoste avec lequel elle se confond plus ou moins par sa face externe. En se portant de l'un à l'autre des segments osseux qui forment l'articulation, elle intercepte des culs-de-sac plus ou moins profonds, et est, en somme, plus large qu'il ne serait rigoureusement nécessaire, eu égard aux dimensions de la cavité. Par cette disposition, tout tiraillement est évité à la membrane de

---

[1] Richet. *Traité d'anatomie médico-chirurgicale,* Paris, 1873.

[2] Farabeuf. *Le système séreux.* Thèse d'agrégation, Paris 1876.

[3] Velpeau. Recherches anatomiques, physiologiques et pathologiques sur les cavités closes naturelles et accidentelles de l'économie animale, *Ann. de la chir. franç. et étrang.,* 1843.

glissement dans les mouvements étendus de l'articulation ; un certain degré d'écartement peut même se produire entre les surfaces articulaires, sans qu'il en résulte des éraillures ou des déchirures de la synoviale.

D'autres prolongements en culs-de-sac de la synoviale se poursuivent souvent à une distance assez grande de l'articulation, pour former des coulisses de glissement aux tendons : la coulisse bicipitale de l'humérus, le cul-de-sac sous-tricipital du genou, nous en offrent des exemples. Nous devons dire cependant que ce dernier, ainsi que l'a établi Schwartz [1], est assez fréquemment indépendant de la cavité articulaire.

La face interne de la synoviale est pourvue d'une série de prolongements que Clopton Havers, en 1791, avait cru être des glandes ; aussi les avait-il nommés les *mucilaginous glands*. Ces prolongements, appelés aujourd'hui *franges synoviales*, sont destinés, d'après les professeurs Richet et Sappey, à remplir les interstices qui se forment pendant les mouvements, par suite de la tendance au vide. Lacauchie, en 1844, leur attribuant une fonction de sécrétion, les avait décrits comme des glandes en saillie. Cette opinion se rapproche de l'idée que l'on a maintenant sur le rôle de ces prolongements, car l'on admet qu'ils peuvent, il est vrai, combler les vides, mais qu'ils servent surtout à augmenter la surface de sécrétion. Très variables dans leur forme, les franges synoviales peuvent être filiformes, lamelliformes, bourgeonnantes ou en massues ; leur longueur, très variable aussi, est comprise entre deux ou trois millimètres jusqu'à douze ou quinze. Elles jouent dans les

---

[1] Schwartz. Recherches anatomiques sur la synoviale du genou et son cul-de-sac sous-tricipital. *Bulletin de la Société anatomique*, 1879, p. 469.

diverses altérations pathologiques de la synoviale un rôle· que nous aurons à déterminer.

Du côté de la face externe de la synoviale, on rencon·· tre également de petits prolongements en culs-de-sac utriculaires ou globulaires qui avaient déjà été signalés et quelque peu représentés par les frères Weber[1], et que le professeur Gosselin[2] a décrits avec beaucoup d'exactitude, sous le nom de *cryptes* ou de *follicules synovipares*, en montrant qu'ils devenaient le point de départ des kystes synoviaux du poignet, ou ganglions. Ces cryptes synovipares, du volume d'un grain de blé à celui d'un pois, représentent eux aussi une multiplication de surface de la membrane. L'étendue de la surface sécrétante de la synoviale se trouve ainsi considérablement augmentée, à la fois par les franges synoviales, ou bourgeons endogènes, et par les cryptes synovipares, ou bourgeons exogènes.

Dans leur structure, ces divers prolongements ne diffèrent que fort peu de la membrane synoviale elle-même ; les particularités qu'on peut y rencontrer seront signalées plus loin.

Telles sont les principales notions anatomiques que l'on doit posséder sur les synoviales, articulaires. Ajoutons un nouveau détail au sujet des relations qu'elles offrent avec les épiphyses des os. Ces relations varient avec l'âge, et, chez les jeunes sujets, ainsi qu'il résulte des recherches de Sézary[3], certaines articulations, le coude et la hanche, par exemple, ont leur cartilage de conjugaison situé dans

---

[1] Weber. *Encyclopédie anatomique*, t. III.

[2] Gosselin. Recherches sur les kystes synoviaux de la main et du poignet. *Mémoires de l'Académie de Médecine*, 1852.

[3] Sézary. *Bulletin de la Société anatomique*, 1870, p. 104.

un point si rapproché de la surface articulaire de l'os, que ce cartilage correspond à la cavité articulaire, et qu'il est emprisonné par la synoviale qui s'insère en dehors de lui. Cette disposition explique comment certaines inflammations développées, pendant le jeune âge, au voisinage de ces cartilages de conjugaison, peuvent retentir si promptement sur les divers éléments de la cavité articulaire tout entière.

Les tendons, soumis à des glissements qui doivent permettre les mouvements, sont, eux aussi, en rapport avec des gaines synoviales, les gaines synoviales tendineuses. Celles-ci affectent avec le tendon des rapports variables qui appartiennent à deux types principaux :

1° La gaine synoviale occupe un seul côté du tendon, en formant ce que l'on appelle les bourses tendineuses (gaines vésiculaires).

2° La gaine synoviale entoure le tendon qui glisse au milieu de la cavité. Il s'agit alors de gaines synoviales complètes (gaines vaginales).

Dans ce dernier cas, on s'est demandé si la gaine synoviale se comporte, à l'égard du tendon, comme la synoviale articulaire le fait à l'égard des surfaces cartilagineuses des épiphyses, c'est-à-dire si elle forme autour du tendon un manchon qui contient celui-ci dans sa cavité, mais sans le recouvrir. Il n'en est pas ainsi; la gaine synoviale est disposée autour du tendon de la même façon que le péritoine l'est par rapport à l'intestin grêle. Il y a donc un feuillet viscéral tendineux de la synoviale avec méso-tendon, et le tendon, par conséquent, se trouve recouvert par la membrane de glissement.

La disposition anatomique et la description des diverses

gaines tendineuses ne sauraient nous occuper ici. En ce qui concerne les gaines synoviales du poignet et des doigts, on trouvera dans le mémoire du professeur Gosselin et dans le travail de Schwartz [1] tous les détails relatifs à leur forme, à leur situation, à leurs rapports. Quelques follicules synovipares se rencontrent dans les synoviales tendineuses. On y trouve aussi des franges, mais elles sont toujours beaucoup moins développées que sur les synoviales articulaires.

Structure des synoviales. — Les diverses synoviales articulaires et tendineuses ont une structure semblable. La description suivante leur sera donc commune.

Dans chaque synoviale, on doit considérer deux couches ; 1° une couche cellulo-fibreuse ; 2° une couche épithéliale. Enfin, il est nécessaire d'examiner séparément : 1° les franges synoviales ; 2° les cryptes synovipares.

La *couche cellulo-fibreuse*, ou trame de la synoviale, est essentiellement constituée par des faisceaux conjonctifs feutrés et entrecroisés dans tous les sens. Ces faisceaux, entre lesquels sont comprises des cellules conjonctives plus ou moins nombreuses, se rapprochent les uns des autres, se condensent et se serrent, à mesure que l'on se rapproche de la surface interne, tapissée par l'épithélium. Du côté de la face externe, au contraire, ils se dissocient peu à peu, s'écartent les uns des autres, et finalement se continuent avec les faisceaux du tissu connectif ambiant. De distance en distance, cependant, on voit dans cette portion externe de la trame de la synoviale de véritables

---

[1] Schwartz. *Recherches anatomiques sur les gaines synoviales de la main.* Thèse de Paris, 1878.

petits faisceaux tendineux qui émanent, soit des muscles voisins, soit des ligaments et qui viennent se fixer solidement sur la membrane, qu'ils sont destinés à tendre pendant les mouvements, de façon à en éviter le pincement entre les surfaces articulaires. Ces faisceaux tendineux se reconnaissent au parallélisme des fibres conjonctives qui entrent dans leur constitution.

A mesure que la trame de la synoviale se dissocie pour se continuer avec le tissu connectif lâche, les intervalles des faisceaux sont remplis par des cellules conjonctives et surtout par de nombreuses vésicules adipeuses, plus abondantes encore dans les points où se réfléchit la synoviale. De cette façon, est formé le tissu cellulo-graisseux sous-synovial.

A côté des éléments conjonctifs, on rencontre des fibres élastiques. Ces dernières, généralement peu abondantes, forment cependant, sur la limite de la couche épithéliale, un petit réseau assez serré, sur lequel vient s'implanter l'épithélium.

Dans la trame de la synoviale existent encore des filaments nerveux. Cruveilhier a constaté leur existence vers 1836, et Luschka, en 1851 [1], s'est occupé de leur existence et de leur distribution.

Récemment, leur terminaison ultime a de nouveau appelé l'attention. Nicoladini [2] croit qu'ils se terminent dans un réseau de fibrilles, dont les dernières ramifications arrivent au contact des cellules épithéliales. Pour les

---

[1] Luschka. *Die structur der Serösen Haute des Menschen*, Tubingen, 1851, p. 88.

[2] Nicoladini. Untersuchung über die Nerven der Dinegelencks Kapsel des Kaninchens. *Stricker's Jahrb*, 1873.

synoviales tendineuses, l'existence des nerfs n'est point
non plus douteuse pour le professeur Sappey. Quoi qu'il en
soit, ces nerfs ne sont jamais très nombreux, et l'on comprend ainsi la sensibilité assez peu développée des synoviales à l'état normal. Toutes les modifications irritatives
ou inflammatoires augmenteront cette sensibilité, et dès
lors la synoviale pourra devenir le point de départ d'un
phénomène réflexe, aboutissant à des contractures musculaires et à des attitudes vicieuses du membre.

Les vaisseaux lymphatiques se rencontrent à l'état
caniculé dans le tissu cellulo-graisseux sous-synovial.
A leur origine, ils se confondent sans doute comme dans
le tissu conjonctif lâche, avec les mailles de ce tissu. Mais
ici une question se pose : les lymphatiques s'ouvrent-ils
dans la cavité de la synoviale par des stomates analogues
à ceux qui existent dans certaines séreuses, le péritoine,
au niveau du centre phrénique, par exemple. En injectant
du vermillon ou du lait dans les articulations, Tillmanns [1]
a vu le liquide passer très rapidement dans les lymphatiques de la région, mais il ne croit pas à l'existence de
stomates, fait qui pouvait être prévu, puisque les synoviales
ont un revêtement d'épithélium stratifié, comme nous le
verrons dans un instant, revêtement partout continu.

Les vaisseaux sanguins, très nombreux et très développés dans la trame des synoviales, forment, à la partie
la plus interne de celle-ci, un riche réseau capillaire planiforme alimenté par les artérioles qui cheminent dans le
tissu graisseux sous-synovial. Le réseau planiforme soulève les cellules du revêtement épithélial, n'étant séparé

---

[1] Tillmanns. Beiträge zur Histologie der Gelenke. *Archiv. f. mikroskopische Anatomie*, t. X, 1874, p. 401.

de ces dernières que par la mince membrane élastique. De plus, des anses vasculaires pénètrent dans certaines franges synoviales, s'y enroulent en crosse, s'y contournent dans tous les sens, au point de représenter à elles seules le tissu tout entier de la frange, qui mérite alors le nom de frange vasculaire. Ce développement vasculaire méritait d'être signalé ; nous devions aussi faire connaître la situation très superficielle des vaisseaux, car c'est par cette double disposition que sont assurées les fonctions -incessantes de sécrétion de la membrane.

La couche épithéliale des membranes synoviales a donné lieu à de grandes divergences parmi les anatomistes. Hueter, à une certaine époque, a nié l'existence d'un épithélium que cependant Henle et Kölliker avaient depuis longtemps décrit. D'autres anatomistes appellent ce revêtement un revêtement endothélial, bien qu'ils lui reconnaissent plusieurs plans stratifiés de cellules. Afin d'éviter, la confusion dans le langage, nous rappellerons ici que l'endothélium, tel qu'il se rencontre dans les séreuses vraies, est constitué par une couche *unique* de cellules *aplaties*. Ici, au contraire, les cellules disposées sur plusieurs plans appartiennent manifestement à la classe des épithéliums, et c'est là un caractère fondamental qui ne permet pas d'assimiler complètement les synoviales aux séreuses. La difficulté que l'on éprouve dans certains cas à démontrer la présence de l'épithélium explique pourquoi certains anatomistes sont allés jusqu'à nier son existence. Cependant, à l'aide d'imprégnations au nitrate d'argent convenablement faites, on arrive toujours à marquer les contours de l'épithélium.

On peut voir, après avoir opéré de cette façon, que le

revêtement cellulaire est continu, qu'il n'offre en aucun point de la membrane une solution de continuité quelconque ou une sorte de perforation répondant à un stomate, et que chaque cellule est limitée par des lignes droites, se coupant sous des angles variés et donnant à la cellule vue de face une apparence polygonale. Toutes ces cellules sont disposées en couches stratifiées, mais les plus superficielles d'entre elles n'ont pas une forme aussi régulière que les profondes ; elles sont comme déchiquetées, dilacérées sur leur surface, partiellement détruites, en un mot.

Ces modifications de forme sont sans doute en rapport avec la dissolution du protoplasma de ces éléments cellulaires, qui va se mélanger avec le produit de transsudation des vaisseaux, pour former le liquide synovial. La synoviale ne renferme, en effet, aucune glande ; ce que Clopton Havers avait considéré comme les *mucilaginous glands*, n'est autre chose que les franges synoviales, et les cryptes synovipares ne sont eux-mêmes que des culs-de-sac offrant une structure semblable à celle des autres portions de la synoviale : ils ne méritent donc en aucune façon le nom de glandes. Dans un travail récent, Subbotine[1] revient cependant sur l'idée de glande, et décrit dans l'épithélium de la synoviale, des cellules d'aspect très varié, dont les unes sont cylindriques ou polyédriques, claires, analogues aux cellules des glandes à mucus, tandis que les autres ont la disposition de cellules caliciformes semblables à celles de l'estomac. S'appuyant sur la présence de ces éléments, l'auteur considère la surface

[1] Subbotine. Recherches histologiques sur la structure des membranes synoviales. *Archives de physiologie*, 1880.

même de la synoviale comme une surface glandulaire, et la membrane, dans son ensemble, représenterait, par conséquent, une glande close. Ces éléments polyédriques clairs, de même que les cellules caliciformes ne sont pas signalés par d'autres auteurs. Dans les recherches que j'ai pu faire sur le même sujet, il ne m'a jamais été possible de les rencontrer. Leur existence, si elle est réelle, doit donc être attribuée, dans des cas particuliers, à une cause qui nous échappe ; mais il est certain que de semblables éléments, de même nature que ceux des glandes à mucus, ne sont nullement nécessaires pour fournir la sécrétion de la matière synoviale.

Velpeau, Richet, en disséquant les synoviales, ont vu que ces membranes s'arrêtaient au niveau des surfaces cartilagineuses d'encroûtement des extrémités articulaires, point où elles venaient s'insérer. Un léger repli de la synoviale s'avance pourtant, libre et flottant sur la partie la plus périphérique du cartilage, mais il n'offre avec ce dernier que des rapports de contiguïté. Les histologistes se sont demandé si la trame fibreuse ne s'arrêterait pas seule à la limite des cartilages, tandis que le revêtement épithélial se continuerait sur toute la surface cartilagineuse. Tillmanns [1], dans ses recherches, confirmatives de celles de Reichert, n'a jamais constaté la présence de cet épithélium sur les cartilages articulaires de l'homme et des animaux adultes. Par contre, chez les nouveau-nés, ce revêtement épithélial y existe, et l'on peut également le retrouver chez les adultes, mais seulement lorsque leurs articulations ont été longtemps condamnées à l'immobi-

[1] Tillmanns, *loc. cit.*

lité. Ces différences sont dues à ce que les mouvements articulaires amènent peu à peu une destruction incessante de l'épithélium synovial destiné à fournir à la synovie une partie de ses matériaux. En l'absence de mouvements, cette destruction est réduite à son minimum, mais l'épithélium, conservant sa tendance à la végétation et à la prolifération, doit se propager aux parties voisines et s'étendre sur elles.

Les franges synoviales, d'aspect et de configuration variés, comme nous l'avons dit, présentent, au point de vue de leur structure, plusieurs variétés. Quelques-unes, assez peu développées, d'apparence mamelonnée, sont exclusivement formées par une accumulation de cellules épithéliales : ce sont des *franges papillaires*, des sortes de verrues de la synoviale, que l'on rencontre surtout dans les points de la membrane soustraits aux pressions ou aux frottements, et où, par conséquent, le broiement et la dissolution des cellules sont peu actifs.

Dans une deuxième variété, le stroma de la frange est formé par du tissu conjonctif en quantité prédominante, tandis que les vaisseaux sont peu nombreux. De telles productions sont les *franges fibrillaires*, qui deviendront les *franges vasculaires*, dès que les vaisseaux prendront un développement considérable.

Dans une dernière variété, la frange est constituée par des éléments cellulo-adipeux. C'est la *frange graisseuse*. Quelle que soit la structure de la trame de la frange, chacun de ces petits appendices est recouvert d'éléments épithéliaux, semblables dans leur nature et leur forme à ceux du reste de la synoviale. Ces divers prolongements doivent donc être considérés comme ayant la signification de bourgeons endogènes, multiplicateurs de la surface sécrétante, et nullement comme étant glandes.

Par leur vascularité, par leur développement, et par leur situation dans les interstices articulaires, les franges synoviales seront promptement altérées dans les cas de lésions de la jointure. Lorsqu'il s'agira du développement de fongosités, chacune de ces franges représentera un rudiment de fongosité qui se transformera promptement en tissu fongueux vrai, par une augmentation de son volume, survenue sous l'influence du travail pathologique.

Nous serons bref sur la structure des cryptes synovipares. Ces petites cavités possèdent une trame en continuité avec celle de la synoviale, et de même structure que cette dernière. A sa face interne, cette couche cellulo-fibreuse est tapissée par des cellules épithéliales identiques à celles que nous avons décrites. Toutefois ces cellules ont de la tendance à se superposer en couches stratifiées très nombreuses, leur destruction étant, par le fait même de la situation des cryptes, très ralentie. L'orifice qui fait communiquer le follicule synovipare avec la cavité articulaire est de dimension très variable, parfois aussi large que celui du fond de la cavité, parfois, au contraire, extrêmement rétréci. Il peut même arriver que les bords de l'orifice, par une prolifération de l'épithélium, ou par un bourgeonnement de la couche cellulo-fibreuse sous-jacente, arrivent à se toucher et que toute communication soit interrompue entre la cavité folliculaire et la cavité synoviale. Dans de telles conditions, la distension du follicule par les produits que sécrète sa paroi amènera la formation d'un kyste synovial ou ganglion.

La synovie, comme nous l'avons vu, n'est pas sécrétée

par des glandes. Elle est essentiellement fournie par une exhalation des capillaires sous-épithéliaux qui donnent la partie fluide et albumineuse du liquide synovial. Mais celui-ci renferme, en outre, de la mucine. Cette substance provient de la destruction et de la désagrégation des cellules épithéliales les plus internes, tandis que de nouvelles se reforment incessamment dans la profondeur. Enfin on trouve encore dans la synovie des cellules épithéliales détachées de la paroi et non encore complètement détruites, ainsi que des globes de mucus. Ces derniers semblent provenir dans les synoviales, comme dans certaines muqueuses, de cellules embryonnaires sorties par diapédèse des capillaires voisins, et parvenues dans l'intérieur de la cavité articulaire en cheminant dans les interstices des cellules épithéliales.

A l'état normal, la synovie est peu abondante; sa sécrétion et sa résorption se balançant très exactement, elle ne peut s'accumuler en quantité considérable. Mais lorsque, sous une influence irritative pathologique, la sécrétion se fait dans des proportions exagérées, il y a hydarthrose, c'est-à-dire distension de l'articulation par un liquide d'origine synoviale. Toutefois ce liquide est beaucoup moins visqueux que la synovie normale, fait qui doit être attribué à ce que l'action irritative détermine bien plus l'issue des parties liquides du sang à travers les capillaires que la prolifération des cellules épithéliales fournissant à la synovie sa mucine et sa viscosité. Toute diminution dans la résorption de la synovie aboutira à un résultat analogue.

Nous avons dû nous étendre sur ces détails d'anatomie normale. Il était nécessaire, en effet, de connaître exactement la structure des synoviales avant d'aborder l'étude des altérations que le développement de fongosités détermine dans, les différents éléments constitutifs que l'on rencontre dans ces membranes. C'est cette étude que nous allons maintenant aborder.

CHAPITRE III

ANATOMIE PATHOLOGIQUE

§ 1. — APTITUDES PATHOLOGIQUES DES SYNOVIALES ARTICULAIRES ET TENDINEUSES

Lorsque les synoviales articulaires ou tendineuses se trouvent soumises à un travail irritatif, elles éprouvent des modifications qui peuvent être comparées les unes avec les autres dans ces deux ordres de synoviales, en supposant, bien entendu, que dans les deux cas le degré et la nature de l'irritation n'aient point varié. On peut donner le nom d'*aptitudes pathologiques* de la synoviale aux modes divers suivant lesquels se produiront les modifications dans la structure. Nous allons essayer de montrer très rapidement quels sont ces modes réactionnels et à quelles lésions chacun d'eux aboutit.

Dans son degré le moins accusé, l'inflammation de la synoviale est représentée par une simple dilatation des vaisseaux ; c'est la *synovite congestive simple* de Bonnet, que l'on observe aussi bien dans les synoviales articulaires que dans les synoviales tendineuses.

Si l'inflammation acquiert une intensité un peu plus prononcée, il y aura, outre la dilatation des vaisseaux, une transsudation abondante de liquide, il s'agira d'une *synovite congestive avec épanchement*.

Supposons un degré de plus dans l'inflammation. Alors deux cas pourront se présenter : ou bien les produits inflammatoires d'exsudation s'organiseront en néo-membranes et l'on aura la *synovite plastique ;* ou bien les liquides exsudés subiront la transformation purulente, la suppuration se manifestera et il s'agira dès lors de *synovite purulente.*

Ces quatre formes principales, qui appartiennent aux inflammations aiguës ou subaiguës, s'observent avec les mêmes caractères, soit dans les synoviales articulaires, soit dans les synoviales tendineuses, aussi bien lorsqu'elles ont un développement spontané, que lorsqu'elles succèdent à un traumatisme.

Fréquemment l'inflammation fait sentir son action lentement sur les synoviales ; elle affecte une marche chronique. Dans ce cas encore, nous pouvons continuer la comparaison et montrer la similitude des lésions qui seront produites.

Si l'irritation est faible, et si elle détermine un épanchement assez abondant, on verra se produire dans les articulations les *hydarthroses* que beaucoup d'auteurs (Blandin, Bonnet, Billroth, Volkmann) classent dans les inflammations, et, du côté des gaines tendineuses, on aura les *kystes synoviaux.*

Au lieu de donner naissance à un épanchement très

abondant, l'inflammation peut être productive. Dans ce cas, les synoviales articulaires subissent des épaississements limités, offrent des plaques d'induration qui peuvent s'incruster plus tard de sels calcaires et devenir l'origine de corps étrangers libres ou pédiculés. En un mot, on a affaire à une *synovite proliférante*. Le même processus irritatif agissant sur les synoviales tendineuses, donnera lieu à des épaississements et à de petites productions ovoïdes qui, libres, formeront les grains riziformes. On a ainsi le *kyste à grains riziformes.*

Enfin, dans une dernière forme d'inflammation, la seule dont nous ayons à nous occuper ici, les végétations des synoviales articulaires et tendineuses n'ont plus la tendance à l'organisation rapide des précédentes. Elles représentent ces bourgeons particuliers, mollasses, aptes à sécréter du pus, que l'on désigne sous le nom de *fongosités*. Ces productions se rencontrent avec des caractères identiques aussi bien dans les synoviales tendineuses que dans les synoviales articulaires, et c'est la raison pour laquelle on a parfois appelé *tumeur blanche des gaines* l'affection fongueuse observée sur elles.

Les fongosités, dans l'un et l'autre cas, peuvent être soit de nature inflammatoire simple, soit de nature tuberculeuse. Nous aurons à discuter ce fait plus loin, mais nous devons, au préalable, faire l'histoire anatomo-pathologique des fongosités telle que permettent de l'établir l'examen à l'œil nu et la dissection.

§ 2. — ÉTUDE DES FONGOSITÉS SYNOVIALES ARTICULAIRES
ET TENDINEUSES A L'ŒIL NU

Nous avons vu que les auteurs classiques séparent les synovites fongueuses en deux groupes distincts : dans les unes, il existe des fongosités simples, résultat de l'inflammation non spécifique et aboutissant, là comme ailleurs, à la formation de bourgeons charnus ; dans les autres, il s'agit, au contraire, de productions végétantes spéciales, dont les fongosités d'une articulation atteinte de tumeur blanche sont le type aujourd'hui reconnu. On verra, en effet, dans la suite de ce travail, que les synovites fongueuses tendineuses, du type particulier décrit par Bidard, ne diffèrent pas fondamentalement de celles qui ont pris naissance primitivement dans les synoviales articulaires. Ce sont donc ces dernières que nous devons surtout prendre pour type de description.

Lorsque l'on consulte les auteurs classiques, on ne trouve, pour les fongosités articulaires et tendineuses qui nous occupent, que des descriptions anatomo-pathologiques très sommaires. Le tissu fongueux est décrit comme formé de bourgeons analogues à ceux qui se développent autour d'un corps étranger ou du pois d'un cautère (Bonnet) et qui présentent un aspect plus ou moins irrégulièrement végétant. Ces bourgeons sont considérés comme ayant leur origine dans l'extension des franges synoviales normales (Panas), puis ensuite dans une végétation diffuse de toute la surface synoviale intéressée. Les fongosités présentent entre elles des différences, tout en restant réunies par un caractère commun : la végétation des

vaisseaux au sein d'un tissu connectif embryonnaire.
Suivant que ces vaisseaux sont plus ou moins abondants,
les fongosités offrent des aspects différents : « les unes,
peu vasculaires, sont blanchâtres, demi-transparentes et
ressemblent à de la chair d'anguille, tandis que d'autres,
très vasculaires, sont rouges, carminées, couleur lie de
vin, peuvent même offrir çà et là des dépôts noirâtres,
véritables foyers apoplectiques, résultant de la rupture de
petits vaisseaux. Entre ces deux extrêmes existent naturellement tous les intermédiaires. » (Panas.)

Bonnet ajoute que de pareilles fongosités, continuant à
se comporter comme les bourgeons charnus qui entourent
un corps étranger, peuvent présenter une pullulation
constante aboutissant à une désorganisation progressive et
constante aussi, comme si l'épine inflammatoire qui leur a
donné naissance subsistait indéfiniment, ou au contraire
évoluer comme les bourgeons exubérants d'un cautère
dont on a retiré le pois et s'organiser en cicatrice. Telle
est, pour les auteurs, l'origine du tissu lardacé qui peut
devenir ultérieurement du tissu fibreux et souder les
jointures en produisant ainsi l'ankylose de guérison.
Ainsi l'observation clinique a relevé dans le tissu fongoïde
deux caractères importants qui doivent être retenus : la
tendance à la dégénération et la tendance à l'évolution
fibroformative. Il faut remarquer aussi que très fréquemment, on voit ces deux tendances se produire sur des points
divers chez le même malade ou dans la même articulation.

Quant à la nature des fongosités, les auteurs s'accordent
à peu près tous, jusqu'à ces derniers temps, pour la considérer comme très voisine de celle des bourgeons charnus,
mais donnent des opinions variables relativement aux

différences qui les séparent des productions inflammatoires ordinaires. Pour Bonnet, elles sont le résultat de l'organisation incomplète de pseudomembranes ; pour Panas, il n'y a point de différences essentielles entre elles et les produits de l'inflammation ordinaire. Nous n'insistons pas, pour le moment, sur le mode d'extension des fongosités et l'envahissement des parties voisines par ces productions anormales. Nous allons, en effet, y revenir dans un instant.

La notion essentiellement moderne de la nature tuber-culeuse des fongosités devait nous conduire à rechercher les caractères séparatifs qui doivent naturellement exister entre des productions aussi spéciales, et les simples édifications inflammatoires. Pour cet objet, nous avons ouvert des tumeurs blanches, en choisissant de parti pris, les cas où la synoviale paraît avoir été intéressée primitivement, et c'est d'après nos examens propres que nous allons essayer de donner une description du tissu fongueux.

Lorsqu'une articulation, affectée de synovite fongueuse est ouverte, et que l'on fait une coupe franche, intéressant la synoviale et les tissus circonvoisins, on distingue de prime abord trois couches qui sont, en allant de la cavité articulaire à la périphérie : 1° La synoviale devenue fongueuse ; 2° la couche vasculaire sous-synoviale ; 3° le tissu lardacé.

Reprenons l'étude de ces parties dans un ordre inverse.

Le tissu lardacé n'est autre chose que le tissu conjonctif, ou cellulo-adipeux, ou encore intermusculaire, affecté d'œdème chronique, d'œdème dur ; il crie, en effet, comme du lard salé sous le scalpel. C'est un tissu solidifié par l'infiltration embryonnaire ou les néoformations fibreuses dont il est le siège et sur lesquelles nous n'avons pas à insister pour le moment. Il se termine par une ligne nette, qui marque sa limite avec le tissu fibreux de la synoviale.

Suivant cette ligne et affectant une épaisseur variable qui lui donne parfois un aspect festonné existe une bande vascularisée présentant à la coupe un piqueté analogue au piqueté de la substance cérébrale : c'est la zone vasculaire, dans laquelle se multiplient, pour s'élever ensuite vers la surface libre de la couche fongueuse, les vaisseaux végé-tants de nouvelle formation. On comprend pourquoi la marge périphérique de cette bande, qui sert comme de pédicule diffus aux fongosités produites, est souvent feston-née et empiète sur le tissu lardacé, d'une part, et, de l'autre, sur le tissu fongueux lui-même. Nous verrons, en effet, plus tard, que c'est là la zone véritable d'extension interstitielle aux dépens de laquelle le tissu fongoïde s'accroît, soit pour végéter vers la cavité articulaire, soit pour s'étendre dans les tissus sous-jacents à la syno-viale.

Au delà de la couche vasculaire, et en marchant du côté de l'articulation, la couche fongueuse commence. A la coupe, cette couche est transparente, tantôt rosée, tantôt grisâtre, semblable au tissu musculaire translucide de la chair d'huître ou d'anguille. Si on la regarde avec atten-tion au jour frisant, on voit que cette couche n'est pas entiè-rement homogène. Traversée çà et là par de rares vais-seaux, normaux à sa surface, elle montre des petits reliefs à peine sensibles, brillants, se confondant à leur péri-phérie avec le tissu homogène de la production, ou, au contraire, mais plus rarement ayant l'aspect d'une petite tache jaune. Au voisinage de la surface libre, on voit apparaître entre ces petits nodules des traînées d'une minceur extrême d'un jaune mat et disposées sous forme de réseaux à mailles curvilignes. Enfin la surface libre de la couche fongueuse a un aspect plus ou moins festonné et le nombre et la complication des festons dépendent de la forme générale de la fongosité, forme que nous allons maintenant étudier.

Rien de plus variable que cette forme. Les fongosités sont ou toutes petites, villeuses, ou, au contraire, réunies en grandes masses mamelonnées ou muriformes. Les plus petites fongosités, celles que l'on voit naître sur les parties les plus récemment envahies ressemblent à de petits filaments analogues aux villosités intestinales. Sur d'autres points où la lésion est un peu plus avancée, elles prennent l'aspect des papilles de la langue, avec cette différence qu'elles sont toujours de hauteur variable et créent ainsi une surface chagrinée à grains irréguliers, reposant sur une intumescence plus ou moins mamelonnée des tissus subjacents. Ailleurs, les fongosités sont réunies en une nappe à peu près plane, à la surface de laquelle on voit se dessiner des traînées réticulaires jaunes. Ces traînées sont, tout à fait à la surface, formées simplement par du pus concret ; on peut s'en convaincre en nettoyant la surface fongueuse avec un pinceau trempé dans l'eau. Néanmoins cette surface exactement lavée conserve à un moindre degré son apparence réticulaire. Dans les intervalles des réticulations, existent des petites saillies arrondies, transparentes non vasculaires, mais sans relief. Ces éléments vont prendre un développement beaucoup plus considérable et devenir typiques dans les gros amas fongueux développés sous la forme arborescente et sur lesquels nous allons insister un instant.

Les fongosités *villiformes*, *papillaires* et *réticulaires*, que nous venons de décrire, ne sont, en effet, que des formes rudimentaires du tissu fongueux. Dans la fongosité *arborescente*, ce tissu prend tout son développement. Les masses de pareilles fongosités sont muriformes, soit développées par mamelons isolés, sessiles sur leur large base d'implantation, soit prolongées en traînées qui forment des bourrelets marginaux autour des surfaces cartilagineuses entre lesquelles elles s'interposent; elles offrent des caractères qui ne peuvent être confondus avec ceux d'aucune autre production. Leur face libre, en rapport avec la cavité articulaire, ou avec celle d'une gaine tendineuse, suivant les cas, présente absolument l'aspect d'un paquet de frai de poisson ou d'œufs d'écrevisse, de langouste. Il semble que la partie superficielle de la fongosité soit criblée d'une innombrable quantité de petits kystes transparents, arrondis, du volume d'un grain de semoule à celui d'un grain de millet, la plupart entièrement translucides, quelques-uns offrant un centre jaunâtre, mais séparés les uns des autres par des traînées de substance puriforme concrète qui restent encore appréciable quand on a lavé la surface à grande eau. Mais ce ne sont pas là des kystes. Quand on les pique avec une aiguille, il fuient comme des corps solides et, d'autre part, tiennent solidement au tissu subjacent. Cependant le courant d'eau en fait flotter plusieurs et en entraîne quelques-uns. Ce sont là les éléments caractéristiques du tissu fongueux synovial de la tumeur blanche et dont la disposition typique a déjà appelé l'attention du professeur

Cornil[1] et de Lannelongue [2]. Nous pouvons dire dès à présent que *chacun d'eux répond aux grains tuberculeux en voie de destruction et d'élimination à la surface libre de la membrane fongueuse.*

Les fongosités arborescentes gardent leur aspect massif et mamelonné sur certains points ; sur d'autres, elles prennent la disposition ramifiée des arborisations d'un condylome. Enfin, par places, on voit les végétations se disposer en séries foliées, de façon à permettre de décomposer l'éminence fongueuse en une série d'éléments lamelliformes. Les *fongosités lamelliformes* sont la dernière variété que nous décrivons, mais il est bien entendu que nous n'avons relevé ici que les dispositions principales entre lesquelles peuvent exister tous les intermédiaires.

Étudions maintenant l'aspect et la coloration variables de ces fongosités. Les unes sont pâles, transparentes, les nodules, en forme de grains, forment à leur surface un semis qui se détache sur la coloration générale rappelant la chair de l'huître ou celle de l'anguille. De distance en distance, dans les traînées qui séparent les grains, on voit de petits points rouges, répondant à la loupe à de petits bouquets vasculaires, analogues à ceux d'une papille. Sur d'autres, mêlées aux premières, la vascularisation est beaucoup plus considérable. Chaque grain tuberculeux est entouré d'un cercle rouge, et la fongosité tout entière prend l'aspect d'un petit amas d'œufs d'écrevisses. Ce sont là les fongosités vasculaires proprement dites. Un

---

[1] Cornil. Sur un cas d'arthrite tuberculeuse. *Arch. Physiologie*, 1870.

[2] Lannelongue. Sur une forme d'arthrite tuberculeuse ou synovite granuleuse. *Bulletin de la Société de chirurgie*, 1878.

troisième ordre est constitué par les fongosités hémorragiques. Sur un point, la fongosité pâle ou plus ou moins richement vascularisée, montre une sorte de nœud apoplectique, dont le centre est noir bleuâtre et la périphérie d'un rouge diffus. Enfin, certaines fongosités sont purulentes. Entourées et comme coiffées d'une nappe de pus grumeleux et concrété, elles se montrent, quand on les lave, à la fois réticulées par de larges bandes d'infiltration puriforme qui pénètrent comme des racines dans la zone couleur de chair d'huître, et, en outre, les grains qui les forment sont jaunes en majorité. Ce sont là des végétations à la fois infiltrées de pus et présentant, dans leurs éléments tuberculeux constitutifs, la transformation caséeuse bien connue.

En ce qui concerne l'intervalle que les fongosités laissent entre elles, on peut distinguer les fongosités confluentes et celles qui restent isolées. Souvent une seule masse fongueuse à éléments rassemblés peut être décomposée en plusieurs bourgeons, dont les pédicules restent distants, tandis que les arborisations s'intriquent et ne peuvent être dissociées que sous un filet d'eau. Sur d'autres points, les fongosités sont répandues en traînées. Dans les intervalles des pédicules ou entre les rameaux, existent souvent de petits clapiers de pus plus ou moins concret. Enfin des bandes fongueuses, manifestement émanées de source distincte, sont réunies par des ponts plus ou moins superficiels, comme si leurs bourgeons respectifs étaient soudés.

Au point de vue de la situation et des rapports, les fongosités peuvent occuper l'intérieur de l'articulation, l'épaisseur même de la synoviale ou les tissus périarticulaires. Si l'on examine les fongosités exclusivement

parties de la synoviale, on reconnaît que leur masse
forme autour des cartilages une sorte de couronne qui les
encadre d'abord, puis tend progressivement à les recouvrir
dans une partie de leur étendue. Ces recouvrements se
font ordinairement aux dépens de nappes fongueuses qui
s'appliquent sur le cartilage par une face libre, moulée sur
sa surface, translucide, et qui, ultérieurement, peut
adhérer. Le bord libre, celui par lequel se fait l'extension,
est festonné et, à son niveau, l'on voit de distance en
distance, les fongosités plus vasculaires. La face qui
n'adhère pas au cartilage est, au contraire, chagrinée
par les grains tuberculeux. En même temps, le cartilage
devient bleuâtre par places par la végétation de fongosités
parties de l'os ; il est même, çà et là, érodé par des végétations fongueuses qui pourront plus tard se fusionner avec
celles qui sont nées sur la synoviale.

Quant aux fongosités interstitielles, ce sont celles qui,
développées dans la trame fibreuse de la synoviale, ne
font encore de saillie notable ni du côté de la face interne
de la membrane, ni en dehors d'elle.

De semblables fongosités peuvent arriver à dépasser la
limite externe de la membrane synoviale et à s'étendre dans
le tissu cellulo-adipeux qui la double. Elles ne tardent pas
à devenir distinctes au sein de ces tissus, à s'y creuser des
loges qui reproduisent leur moule en creux, en érodant les
tissus. C'est ainsi que les ligaments sont dissociés, les
aponévroses perforées, les gaines tendineuses elles-mêmes
trouées comme par un emporte-pièce, et envahies par le
tissu fongueux qui vient s'y greffer et y pulluler, déterminant ainsi une synovite fongueuse tendineuse par
propagation.

Tout ceci existe dans le cas où la synoviale est primitivement le siège de la fongosité, mais on rencontre aussi des synovites fongueuses articulaires secondaires. Elles ont même été considérées comme la règle (Volkmann)[1]. Dans ces cas, le tissu fongueux prend naissance dans le tissu osseux juxta articulaire, érode le cartilage, comme nous l'avons dit, et vient se répandre dans l'articulation, puis sur la synoviale. Il en est de même des fongosités nées dans les gaines tendineuses : les unes y débutent primitivement et peuvent ou bien y rester localisées, ou bien se propager à la synoviale articulaire voisine, tandis que, dans d'autres cas, les fongosités tendineuses sont secondaires et succèdent à l'envahissement de la gaine synoviale par des fongosités articulaires du voisinage. Il n'est pas jusqu'aux fongosités nées dans le tissu connectif qui entoure une articulation qui ne puisse atteindre celle-ci, ainsi que l'a montré Bonnet. Dans tous ces cas, le tissu fongueux obéit à une même tendance destructive et extensive.

Voyons maintenant spécialement quels rapports affectent, dans une synovite tendineuse, les fongosités avec le tendon :

1° Le tendon peut rester sain. C'est le cas le plus ordinaire. Entouré de toutes parts ou seulement sur un seul côté par la masse fongueuse, il continue à glisser plus ou moins librement dans une coulisse que les fongosités laissent à leur centre (Bidard, Terrier et Verchère, Lancereaux, Doyen).

2° Il peut être intéressé légèrement. Sa surface est

---

[1] Volkmann. Ueber den Charakter und die Bedentung der fungösen Gelenkenzündungen. *Sammlung Klinischer Vortäge,* nᵒˢ 168 et 169.

alors plus ou moins dépolie, jaunâtre, érodée, et le glissement est moins parfait que dans le cas précédent (Cazanou, Deville).

3° Il est atteint par les fongosités qui s'implantent à sa surface et peuvent ou n'occuper que cette dernière, ou pénétrer plus ou moins dans son épaisseur, ou enfin le transformer entièrement en tissu fongueux en détruisant sa continuité et abolissant ses fonctions. (Kyriacou[1], Trélat.)

Nous devons maintenant dire quelques mots du liquide contenu dans les articulations ou les gaines tendineuses affectées de synovites fongueuses.

La quantité de ce liquide peut être peu considérable, insignifiante même : presque tout alors est représenté par des fongosités, ou bien il existe un épanchement formé par un liquide tantôt séreux, tantôt plus ou moins filant, analogue à de la synovie louche, parfois coloré en jaune ou en jaune verdâtre et offrant souvent des amas grumeleux grisâtres ou jaunâtres fournis par les portions caséeuses désagrégées des fongosités. Dans d'autres cas, il s'agit de pus véritable, toujours mélangé de grumeaux, et au-dessous duquel on trouve une couche concrétée, parfois comme pelliculaire, moulée sur les reliefs et les dépressions des bourgeons fongueux. L'exsudat peut aussi, dans certaines circonstances, devenir hémorragique.

Il nous reste maintenant à décrire la façon dont les fongosités s'étendent vers la peau et donnent naissance aux trajets fistuleux.

---

[1] Kyriacou. *Synovite fongueuse chronique des gaines tendineuses du poignet*, th. Paris, 1872.

Les parties qui entourent une articulation atteinte de synovite fongueuse montrent les lésions de l'œdème chronique des tissus. Le tissu sous-synovial subit de ce chef la transformation lardacée ; il en est de même du tissu cellulo-adipeux sous-cutané. Les espaces du tissu connectif ruissellent à la coupe : ils sont imbibés d'une sérosité louche chargée de globules graisseux ; les interstices musculaires sont gélatineux ; les muscles pâles, décolorés, adhérents au tissu lardacé, réduits dans leur volume, en voie de dégénérescence graisseuse plus ou moins avancée. C'est un pareil milieu que traversent les trajets fistuleux, généralement dirigés dans le sens de la moindre résistance qu'a pu trouver la masse fongueuse pour se porter vers l'extérieur. Ces trajets, limités par une masse de tissu induré, restent béants sur la coupe. Leur cavité est presque toujours remplie par des fongosités qui, au voisinage de la peau prennent un aspect particulier. Ce sont des bourgeons œdémateux de volume variable, donnant à la surface du trajet une apparence mamelonnée analogue à celle d'une muqueuse ; parfois ils font en dehors une saillie plus ou moins considérable à la surface des téguments, sous forme de champignon ou blanchâtre, ou vasculaire, ou encore hémorragique.

L'orifice lui-même est irrégulièrement arrondi ; ses bords, formés par la peau amincie, sont souvent décollés dans une certaine étendue et entourés d'une auréole bleuâtre au pourtour de laquelle existe une zone d'épiderme plus ou moins ramolli et macéré.

§ 3. — HISTOLOGIE PATHOLOGIQUE DES SYNOVITES FONGUEUSES

Nous avons vu que, dans certaines circonstances, les inflammations des synoviales articulaires et tendineuses aboutissent à la production de ce que l'on appelle des *fongosités simples*. Ces fongosités ont la structure exacte des bourgeons charnus émanés du tissu fibreux et paraissent se développer ordinairement à la suite d'une phleg-masie du type exsudatif et fibrineux. Leur histologie pathologique n'a, d'ailleurs, été jusqu'ici qu'ébauchée, parce qu'il est infiniment rare d'avoir l'occasion de les rencontrer dans les autopsies. Aussi devons-nous en faire surtout la description d'après les observations intéressantes de Duret qui sont à peu près les seules que l'on possède aujourd'hui[1].

. La synovite fongueuse simple fut, dans ces cas, marquée à son début par un épanchement chronique, et, dans l'articulation restée close, on trouva un liquide citrin mélangé de gros caillots fibrineux, entièrement solubles dans l'acide acétique. La surface de la synoviale articulaire est, en pareille circonstance, recouverte d'une pseudo-membrane fibrineuse telle que l'avaient signalée autrefois Bonnet, Richet, et Paquet. C'est dans cette pseudo-membrane, que l'on a comparée à celle d'une plèvre enflammée, et sous laquelle l'épithélium a disparu, que végète la synoviale pour former les fongosités inflammatoires.

Ces fongosités consistent au début en de petits mame-

---

[1] Duret. *Bulletin de la Société anatomique*, 1879, p. 208.

lons de tissu embryonnaire entourant les anses vasculaires en voie de croissance qui tendent à pénétrer la pseudo-membrane fibrineuse. Elles sont implantées sur la capsule articulaire de façon à paraître perpendiculaires à sa surface, et s'accroissent à la façon exacte des bourgeons charnus inflammatoires ordinaires. Au-dessous d'elles, le tissu de la synoviale est envahi par une inflammation diffuse, et le tissu sous-synovial présente les lésions et l'induration caractéristiques de l'œdème inflammatoire chronique (obs. I. et II. de Duret). Enfin, s'accroissant de plus en plus, et, à la façon des bourgeons charnus quelconques, capables de se fusionner entre elles, les fongosités simples se peuvent organiser en tractus fibreux et concourir de la sorte à la formation de l'ankylose de guérison (obs. III de Duret). Dans d'autres circonstances, elles peuvent suppurer, et conduire à la production d'une forme de synovite à la fois végétante et s'acccompagnant de production de pus. Telles sont, par exemple, ces arthrites fongueuses de la pyohémie et des fièvres graves que R. Volkmann[1] et Lannelongue séparent absolument des synovites fongueuses ordinaires de nature tuberculeuse, et qu'ils énumèrent brièvement dans leurs mémoires[2].

Si maintenant nous considérons les fongosités inflammatoires que l'on rencontre dans certains cas de synovite tendineuse, nous les trouverons très semblables à celles dont nous venons d'indiquer brièvement la structure. Ces fongosités reproduisent, elles aussi, le type des bourgeons charnus ; et, quand elles ne suppurent pas, s'organisent en tissu fibreux compacte, d'apparence arborisée. Les masses

[1] Wolkmann, *loco citato*.
[2] Lannelongue, *Bulletin de la Soc. de chirurgie*, 1882.

fibreuses néoformées subissent alors l'évolution des productions inflammatoires qui revêtent le type du tissu connectif modelé ; elles deviennent rétractiles, étouffent plus ou moins les vaisseaux qui les alimentent, et subissent, par suite, dans leur portion libre, une sorte de ramollissement colloïde. Elles tendent donc plus ou moins à se désagréger et à se dissocier par leur extrémité, tout en continuant à végéter par leur pied, inséré plus ou moins obliquement sur la membrane synoviale épaissie, siège de traînées ou de foyers irréguliers, mais jamais nodulaires, d'inflammation interstitielle et diffuse. L'inflammation chronique subaiguë s'étend, du reste, dans ces cas, extérieurement très au delà des limites de la synoviale, et, pour cette raison, cette dernière paraît faire corps avec les tissus ambiants rendus compactes et durs par l'œdème chronique [1].

Telles sont les notions très sommaires d'histologie pathologique auxquelles se réduit l'histoire actuelle des fongosités simples, et ces notions, on le voit, ont besoin d'être ultérieurement étendues et complétées. Nous allons abandonner maintenant cette étude, et, avec celle des synovites fongueuses satellites des tumeurs blanches, entrer dès maintenant en plein cœur de notre sujet.

Tandis que, malgré les assertions anciennes de Bonnet, on continuait, en 1865, à considérer les fongosités des tumeurs blanches comme n'ayant rien que la structure des bourgeons charnus (Panas), en 1869 Köster, en 1870

---

[1] Tous ces caractères sont réunis dans une synovite fongueuse du poignet, non tuberculeuse, observée en 1875 par le professeur Trélat à la Charité et qui fut analysé au point de vue histologique dans le laboratoire de Ranvier par le professeur Renaut. (P. N° 64, *collection du Collège de France.*)

le professeur Cornil placèrent, on le sait, la question
sur un terrain tout nouveau, en déclarant que la fongosité
synoviale des tumeurs blanches est une production *tuberculeuse* et qu'elle renferme l'élément caractéristique de
la tuberculose, le nodule tuberculeux ou granulation.

Les mémoires successifs des auteurs dont nous avons
rappelé le nom dans l'historique, ont aujourd'hui générali-
sé cette notion, et le problème est posé en ces termes :
au point de vue anatomo-pathologique, la synovite fongueuse des articulations, satellite des tumeurs blanches,
est-elle ou non une édification tuberculeuse ?

Tous les auteurs qui se sont occupés de la question, ont
constaté, dans la grande majorité des cas, l'existence, au
sein de la fongosité synoviale, du nodule tuberculeux plus
ou moins identique à celui qu'avait décrit Köster. Mais on
verra ultérieurement que la seule présence de ce nodule
ne peut pas être considérée comme la caractéristique décisive du processus tuberculeux. Il importait donc de re-
prendre la question dans ses détails, et de chercher tout
d'abord quelle est, au point de vue anatomo-pathologique,
la caractéristique actuelle du tubercule dans un tissu; puis,
cette constatation faite, de soumettre au critérium anatomo-
pathologique un certain nombre de synovites fongueuses
réputées tuberculeuses de par la seule présence de la production nodulaire considérée comme typique.

Au point de vue de l'anatomie pathologique actuelle et
à ce point de vue seul, que doit-on donc entendre par une
production tuberculeuse ?

Tous les anatomo-pathologistes, d'accord avec Grancher,
admettent aujourd'hui, que l'édification tuberculeuse
est caractérisée par une production nodulaire à double

tendance : fibro-formative par sa périphérie, dégénérative par son centre, elle est extensive par sa marge,
suivant un mode particulier. Tels sont les caractères du
nodule.

Ce nodule naît au milieu d'une inflammation de tendance évolutive particulière. D'abord impossible à distinguer de l'inflammation de cause banale, la nappe phleg-
masique prend des caractères spéciaux sur certains points,
et, comme la nodosité, peut subir une double évolution :
ou bien incliner vers le type formatif et aboutir à l'édification d'un tissu fibreux qui isole ou même pénètre les nodosités tuberculeuses en se substituant à elles ; ou bien suivre
la tendance à la formation de nouveaux nodules tuberculeux, qui prennent naissance dans son sein aux dépens des
éléments qui la constituent. Enfin, elle subit fréquemment
la dégénération en masse et, dans cet état, après avoir
constitué l'infiltration gélatiniforme de Laënnec, se transforme individuellement, ou avec les nodules tuberculeux
qu'elle relie les uns aux autres, en une masse caséeuse qui
reproduit le type bien connu du tubercule cru, destiné à
la désintégration moléculaire.

Mais l'énoncé de ces tendances générales de la néoformation tuberculeuse, ne suffit pas pour acquérir la pleine
conception anatomo-pathologique qui lui convient. La tuberculose, où qu'elle paraisse, se caractérise, en outre, par
la réunion sur un même point d'édifications tuberculeuses
de type plus ou moins variable, toujours distribuées, dans
un même objet, comme par poussées successives, avec
un âge et un modèle différent. A côté de lésions jeunes
ou naissantes même, on en trouve de complètement évo-
luées ; au voisinage de tubercules embryonnaires, on en

rencontre de caséeux ou d'autres qui sont pénétrés par le tissu fibreux, qui les dissocie et les transforme en un tissu cicatriciel, englobant des restes de l'inflammation dégénérative dominée par la transformation connective.

A. *Nodule embryonnaire*. — C'est ainsi que, dans sa forme la plus élémentaire (tubercule élémentaire de Malassez ou lymphoïde de Rindfleisch), la nodosité tuberculeuse est formée par un groupement concentrique de cellules indifférentes qui, par refoulement, ont dessiné un nœud dans les tissus ambiants et montrent une active pullulation cellulaire sur leur marge, tandis qu'au centre, les cellules sont déjà envahies par les granulations de graisse libre qui indiquent chez elles l'imminence de mort. Entre les nodules ainsi formés, et ordinairement nombreux, existe une inflammation diffuse qui, par nappes ou par traînées, devient dégénérative comme le centre du nodule lui même.

B. *Follicule de Köster*. — Dans un second type, c'est le follicule décrit par Köster qui forme le nodule tuberculeux. A son centre, existe une cellule géante à prolongements rameux autour de laquelle sont étagées des cellules dites épithélioïdes. A sa périphérie, l'on voit une zone d'inflammation vive à vaisseaux perméables ; entre les nodules existe une inflammation plus diffuse, au milieu de laquelle se dessinent des îlots inflammatoires spéciaux, formés d'éléments volumineux qui dégénèreront ou seront pénétrés par le tissu fibreux. Le type que nous décrivons est extensif : sur la marge de chaque nodule, aux dépens de la zone épithélioïde et de son auréole inflammatoire, se for-

ment des follicules secondaires disposés en couronne autour
du primitif, acquérant peu à peu sa structure, et aboutissant à la production de nodules géants. Cette forme est
dégénérative par excellence et conduit à la caséification
massive, le plus souvent.

C. *Nodule de Friedländer*. — Enfin, la dernière forme
typique est celle où les follicules tuberculeux, constitués
comme il vient d'être dit, sont semés à distance les uns
des autres, de façon que l'inflammation diffuse dégénérative qui forme leur atmosphère ne rejoigne pas sa simi-
laire entourant des nodules plus ou moins éloignés. Le
nodule tuberculeux lui-même, et les bandes d'inflammation
spéciale qui occupent les intervalles des follicules, subissent une évolution d'une lenteur extrême. Dans ces cas,
les nodules ne s'étendent que peu à peu, en produisant
d'abord, à leur périphérie, et par le jeu spécial des
cellules embryonnaires au sein du tissu connectif de nouvelle formation, des îlots de tissu réticulé d'abord, qui
ultérieurement deviennent le siège d'une tuberculisation
secondaire, dont le docteur Larroque et nous, avons
montré le mécanisme dans le cas particulier du lupus[1]. Il
s'agit alors, de la plus torpide et de la moins extensive
des formes tuberculeuses, celle qui permet le développement prépondérant de la tendance fibro-formative, et qui
peut aboutir à un travail de guérison.

Quand on verra, dans un tissu ou dans un organe, se
produire le processus que nous venons de décrire, soit

[1] Larroque. *Recherches sur l'anatomie et la signification pathologiques
du lupus*. Thèse de Lyon, 1880. — Chandelux. *In* article Dermatoses du
professeur Renaut, § *Tuberculose de la peau* et § *Lupus*.

sous une de ses formes exclusivement, soit en réunissant dans un même objet plusieurs des types fondamentaux qui viennent d'être énoncés ; quand toutes ces lésions se succèderont comme par poussées, de manière à réunir des édifications d'âge et de stade évolutif différents, on pourra dire qu'au point de vue anatomo-pathologique, *mais au point de vue anatomo-pathologique seul*, le tissu ou l'organe considéré est le siège du processus tuberculeux.

Nous allons maintenant et sur ces données soumettre à l'analyse histologique les lésions de la synovite fongueuse considérée comme tuberculeuse par les auteurs modernes. Nous indiquerons, chemin faisant, les opinions qui se sont succédé ; mais nous avons cru utile de décrire les lésions d'après des cas, faciles à recueillir d'ailleurs, qui ont pu nous fournir l'objet de recherches histologiques nouvelles depuis que la question qui fait l'objet de ce travail nous a été posée. La description qui va suivre est fondée sur l'examen de nombreuses préparations conservées au laboratoire d'anatomie pathologique de la faculté de Lyon et qui nous ont été communiquées par Auguste Pollosson. D'autre part, notre maître le professeur Renaut a bien voulu faire à notre intention l'examen d'une série de synovites fongueuses recueillies dans les services des professeurs Ollier, Poncet, Létiévant et du docteur Daniel Mollière, chirurgien major de l'Hôtel-Dieu. Ce sont les résultats de cette analyse histologique que nous allons maintenant reproduire.

1. — *Synovites fongueuses à nodules embryonnaires*

Les fongosités nombreuses et exubérantes qu'on observe dans les synovites de ce type rappellent par leur organi-

sation la structure des bourgeons charnus. Normalement,
à la surface de la synoviale, s'élèvent des fusées vasculaires
en forme de bouquets et formées par des artérioles et des
veinules à paroi embryonnaire, présentant à leur terminaison des anses capillaires sinueuses, et latéralement
sur leur parcours d'autres anses décurrentes. Ces vaisseaux, dans une même nappe de fongosités, végètent soit
dans un tissu entièrement embryonnaire, soit affectant déjà
la constitution bien connue du tissu muqueux. Dans ce
dernier cas, les intervalles existant entre les cellules fixes
sont plus ou moins remplis par des cellules migratrices
affectant, sur un grand nombre de points, la constitution
ordinaire des cellules indifférentes de la lymphe et du
sang. Le pédicule de la fongosité élémentaire, c'est-à-dire
le point sur lequel cette dernière s'insère sur la bande
vasculaire adjacente au tissu sous-synovial, est exclusivement formé de la façon que nous venons de décrire. Mais,
à une courte distance du point de départ, les nodules
typiques se montrent en nombre variable, appendus latéralement aux fusées vasculaires à la façon des grains
d'une grappe. Un peu plus haut, ils ont pris un volume
relativement considérable et dévient à droite et à gauche,
par refoulement, les vaisseaux toujours situés dans leurs
intervalles. Ils se sont, en effet, entourés d'une zone
inflammatoire d'un type particulier, qui constitue l'inflammation pérituberculeuse, ou intercalaire du professeur Renaut, sur laquelle nous reviendrons dans un
instant. Étudions les nodules : 1° Dans les bourgeons embryonnaires ; 2° dans les bourgeons muqueux, ou dans les
portions de la nappe fongueuse qui a pris le type muqueux
vrai, car les deux productions, souvent distinctes, se mêlent

sur divers points et se confondent par degrés parfois insensibles.

Dans les portions embryonnaires, la masse de la fongosité est formée par ce qu'on appelle le tissu de granulation. De gros vaisseaux gorgés de sang, à parois indistinctes, et comme creusés dans la masse des cellules indifférentes, se replient de mille manières et forment des anses sinueuses. Dans les intervalles de ces vaisseaux, immédiatement au-dessus d'une série qui ne renferme aucun nodule, se montrent les tubercules élémentaires. De volume variable, gros comme une pointe d'aiguille ou comme une tête d'épingle, ils sont arrondis ; leur contour circulaire se distingue nettement et les limite d'une façon souvent aussi précise que le ferait une capsule. Autour d'eux, pas d'agglomération de cellules embryonnaires, mais une ligne simple, double ou triple d'éléments aplatis par le refoulement. En dedans de cette zone devenue lamelleuse, on voit partir, à la façon des rayons d'une roue, des mamelons centripètes formés de cellules embryonnaires et affectant vers le centre une configuration vaguement festonnée. Sur des coupes faites après fixation par l'acide osmique, on voit nettement que les éléments de ces mamelons sont, soit des cellules indifférentes disposées en chaînes, soit des cellules qui sont devenues à noyaux multiples et qui tendent à devenir rameuses et à bourgeonner vers le centre de la production nodulaire. Ce dernier est occupé par des éléments moins serrés, plus gros, dont le protoplasma est comme tuméfié, légèrement vitreux, et semé de grains analogues à des gouttes de graisse neutre que le réactif a colorés en noir. La double tendance dégénérative au centre, formative à la périphérie, est déjà marquée sur ces productions qui répondent exactement aux nodules élémentaires de Malassez, aux tubercules lymphoïdes de Rindfleisch, et à ceux décrits par le professeur Cornil dans la synovite tuberculeuse qui fit l'objet de sa note de 1870.

Ces nodules sont peu nombreux, difficiles à mettre en évidence, et à côté d'eux s'en trouvent constamment de plus âgés, ce qui montre que dans cette forme l'évolution est hâtive, rapide à la façon de celle qu'on observe dans la granulie. Ils ne contiennent pas de cellules géantes; ces dernières se formeront plus tard par un autre mécanisme. Mais constamment, dans le tissu embryonnaire qui les entoure, on voit apparaître, soit à distance d'eux, soit les reliant à des nodules semblables ou plus âgés, des traînées d'une inflammation spéciale : l'*inflammation intercalaire* ou tuberculeuse proprement dite.

Cette inflammation présentera partout, et dans toutes les formes, des caractères constants et typiques. Elle se répand dans les intervalles du tissu embryonnaire ou muqueux, au sein d'un exsudat rare qui renferme de la matière fibrinogène et qui, par l'action des réactifs coagulants, donne naissance à un réseau de fibrine fibrillaire englobant dans ses mailles les éléments cellulaires. Ces derniers ne sont autre chose que des cellules embryonnaires modifiées, devenues d'abord volumineuses, puis énormes. Leur protoplasma prend l'aspect vitreux sur lequel avait insisté Grancher. Puis des granulations protéiques se montrent; le noyau bourgeonne, l'élément tend à prendre la forme de cellules à noyaux multiples. Les nappes formées par ces gros éléments peuvent être comparées à l'infiltration gélatiniforme de Laënnec; elles sont caractéristiques tout aussi bien que le nodule; et nous les verrons jouer un rôle important, soit dans la production des traînées caséeuses, soit dans l'édification de nodules nouveaux, développés sous l'influence d'une poussée tuberculeuse ultérieure.

Considérons maintenant les portions des fongosités formées par le tissu muqueux. Nous avons vu que dans ce tissu les cellules migratrices sont nombreuses et occupent, sur nombre de points, exactement les espaces laissés par les expansions rameuses et anastomotiques des cellules fixes. Au milieu d'un pareil tissu, le long des fusées vasculaires embryonnaires, apparaissent des nodules ronds qui diffèrent notablement des tubercules embryonnaires que nous venons de décrire. Ces nodules ont la constitution du tissu muqueux, mais d'un tissu muqueux modifié par l'évolution typique du tubercule. Ils sont constitués par une masse de cellules rameuses anastomosées les unes avec les autres et qui sont évidemment des cellules fixes du tissu connectif jeune, au sein duquel la granulation a pris naissance. Le protoplasma de ces éléments cellulaires est vitreux, granuleux, et a pris un développement excessif; il est semé d'une multitude de granulation protéiques et de fines ponctuations graisseuses. Les noyaux sont bourgeonnants, souvent doubles dans une même plaque de protoplasma, et peuvent enfin devenir multiples. La masse cellulaire, qui est devenue le siège de la prolifération des noyaux, prend alors un développement énorme; elle s'accroît rapidement au milieu des autres et devient une cellule géante. On comprend, de la sorte, comment certaines cellules géantes présentent à leur périphérie des prolongements rameux très multipliés[1]. Ces prolongements ne sont autre chose que les expansions protoplasmiques membraniformes et filiformes des cellules du tissu muqueux primitif. Les noyaux prolifórés forment souvent une grappe au centre de l'élément : cette grappe est muriforme, elle a été signalée par tous les auteurs; le plus ordinairement, en même temps, une série de noyaux émigrent vers la périphérie de l'élément et dessinent sur sa marge la couronne bien connue que Cornil et Ranvier attribuaient à l'endothélium vasculaire, lorsqu'ils supposaient que toute cellule géante n'était qu'un vaisseau sanguin ou lymphatique oblitéré. Certains noyaux, enfin, s'engagent dans les prolongements rameux et peuvent devenir l'origine de nouveaux centres de bourgeonnement protoplasmique au sein de ces derniers.

De telles cellules géantes peuvent occuper, soit le centre soit la périphérie du nodule, soit enfin manquer absolument. Contrairement à l'idée primitive de Schüppel, acceptée par Köster, on sait d'ailleurs maintenant qu'elles n'ont pas une valeur décisive dans la signification du tubercule, considéré au point de vue anatomique pur. Dans l'état où nous les décrivons, leur protoplasma est brillant, cassant, semé de grains protéiques innombrables ; elles se colorent en bistre clair sous l'influence de l'acide osmique.

Dans le nodule ainsi constitué et dans les espaces laissés libres par les cellules rameuses qui forment sa charpente,

---

[1] Köster et Friedländer insistent sur ces prolongements, et Colomiatti se fonde sur leur absence pour différencier les cellules géantes du nodule lupeux de celles du nodule tuberculeux ordinaire. Notre élève le docteur Larroque (thèse citée) a montré que cette distinction n'est pas légitime.

sont englobées des cellules migratrices. De deux choses l'une : ou ces cellules restent vivantes, mobiles probablement et conservent leurs caractères, ou, ce qui est le plus fréquent, elles prennent une évolution semblable à celle que nous avons décrite pour les éléments de l'inflammation intercalaire. Elles se tuméfient sans cesser d'abord d'être rondes, prennent par pression réciproque des formes polyédriques ; par places enfin, en restant toujours sphéroïdes, elles offrent des noyaux multiples et donnent naissance à cette variété de cellules géantes qui ne possèdent point de prime abord les bourgeons rameux, caractéristiques de la première variété.

Telle est l'origine première de la zone épithélioïde que nous trouverons complètement développée dans les formes plus adultes, et qui transformera la physionomie générale du nodule naissant, pour lui donner l'apparence bien connue du follicule de Köster.

Les nodules à stroma muqueux sont plongés d'abord isolément au sein du tissu connectif jeune de la fongosité. Ils peuvent s'accroître dans cet état d'isolement, puis se rejoindre et devenir de la sorte confluents. On les voit alors former des traînées de chaque côté des fusées vasculaires. L'ensemble du bourgeon prend, par suite, l'apparence d'une grappe. Plus souvent ils sont irrégulièrement reliés par des bandes d'inflammation intercalaire. Quand ils ont conflué, cette inflammation se répand ordinairement autour du groupe de nodules agminés pour lui former une atmosphère. Dans cette atmosphère, les grosses cellules globuleuses de l'inflammation spécifique forment des nappes plus ou moins mélangées avec des cellules embryonnaires ordinaires. Çà et là, on voit certaines de ces cellules devenir énormes, prendre des noyaux multiples et devenir ainsi l'origine d'une cellule géante interstitielle. Par places aussi, les cellules fixes du tissu muqueux subissent une évolution analogue à celle qui donne, dans les nodules, naissance aux cellules géantes rameuses. Mais nous abandonnons ici cette formation particulière pour y revenir dans un instant, à l'occasion de la description d'un autre type de fongosité.

Quand, au sein de la fongosité embryonnaire ou muqueuse, les follicules élémentaires se sont multipliés, agminés, entourés de la zone inflammatoire à caractères particuliers que nous venons de décrire, leur ensemble forme ce que nous pouvons dès maintenant appeler les *grains tuberculeux*, visibles à l'œil nu. C'est au voisinage de la surface de la fongosité que ces grains sont surtout très apparents et font relief comme des masses translucides, semées de petits points jaunes répondant chacun à un nodule élémentaire. Dans les grains tuberculeux, on voit souvent, entre les nodules, des bouquets très riches de capillaires embryonnaires, dont les anses se dirigent vers la surface libre. Néanmoins, cette surface est toujours occupée par la bande de désintégration sur laquelle ont successivement insisté Volkmann, Lannelongue, Kiener et Poulet[1]. Tout à fait à la surface libre de chaque grain, cette bande, colorée par l'osmium en noir de bistre, paraît formée par des sortes de franges de cellules embryonnaires, qui ont passé à l'état graisseux, et qui incessamment contribuent par leur destruction progressive et propre à augmenter l'étendue de la couche puriforme qui revêt la masse fon-

---

[1] Kiener et Poulet, *loc. cit.*, p. 236.

gueuse du côté de la cavité articulaire. A la surface de
la bande précitée, l'épithélium de la synoviale nous a paru
toujours détruit; mais Kiener et Poulet assurent l'y avoir
pourtant retrouvé dans certains cas. Sur des coupes minces,
cette bande apparaît comme une zone de nécrose; au milieu
des innombrables cellules de pus, on voit encore vaguement la structure du tissu connectif embryonnaire et
des follicules élémentaires qu'il contenait, follicules qui
se sont élevés avec lui jusqu'à la bande de désintégration.
Il convient aussi de noter que cette bande s'enfonce dans
les intervalles des grains tuberculeux jusqu'à une certaine distance de la surface libre. Telle est l'origine des
réticulations jaunes que nous avons décrites dans l'anatomie pathologique à l'œil nu. C'est ainsi que les grains
tuberculeux se pédiculisent successivement, en s'appro-
chant de la surface, par suite de la tendance dégénérative qui domine dans les traînées d'inflammation intercalaire qui les entoure, et qui forme l'atmosphère sur
laquelle nous avons insisté. C'est aussi pour cette raison
que les synovites fongueuses embryonnaires affectent,
dans leur végétation, une forme à la fois granuleuse et
papillaire.

Nous voyons donc que, dans la fongosité, les éléments
tuberculeux ne sont pas répandus au hasard et ont, au
contraire, au sein du tissu végétant où ils sont nés, une
distribution déterminée et régulière. La bande d'insertion
qui répond au pédicule de la végétation fongueuse ne renferme que le tissu connectif embryonnaire ou muqueux
traversé par des vaisseaux ascendants : c'est la *bande de
végétation profonde*. Au-dessus d'elle, les vaisseaux de
distribution s'arborisent, puis se résolvent en capillaires.

Le long des arborisations et dans l'intervalle des capillaires se développent les nodules, appendus comme des fruits aux ramifications d'une grappe: c'est la *zone de formation tuberculeuse*. Enfin les nodules tuberculeux s'accroissant font, par suite, étaler en une sorte de bouquet l'arborisation vasculaire dont ils sont les satellites: ainsi se forme la *zone superficielle des grains tuberculeux*, celle qui fait saillie dans la cavité de l'article. La fongosité tuberculeuse est donc une formation dont les éléments constitutifs sont ordonnés entre eux, suivant une règle générale de distribution qui commande la forme extérieure, et qui reste à peu près constamment observée en ce qu'elle a de fondamental.

Nous avons vu que certains grains tuberculeux possèdent, dans cette forme très proliférante, une constitution telle qu'ils ne cessent pas de contenir de nombreux vaisseaux. Quand bien même ils sont semés de nodules tuberculeux, les vaisseaux de ces grains restent perméables entre les nodules et forment, à la surface du grain nettoyé par un filet d'eau, de larges mailles gorgées de sang circulant. On peut s'en convaincre en faisant à l'état frais une coupe tangentielle à la surface d'un bourgeon fongueux, et en l'examinant immédiatement dans l'eau ou la glycérine. On voit alors les globules rouges du sang se mouvoir librement dans les capillaires larges sous la pression du couvre-objet. Ce fait est important; il permet de comprendre que des grains tuberculeux puissent continuer à vivre, à s'accroître en végétant et à se souder, à la façon des bourgeons charnus ordinaires, avec leurs similaires émanés de diverses sources et venant à leur contact. De là ces fongosités présentant des traînées, des arcades,

des ponts d'union qu'il est si fréquent de rencontrer dans les synovites à prolifération active et caractérisées par les fongosités embryonnaires. C'est aussi dans ces formes que l'on peut s'assurer de la réalité des synovites fongueuses déve - loppées primitivement, et non pas, comme le dit Volkmann, toujours consécutivement à l'extension des fongosités par- ties du tissu osseux. Dans le cas qui nous a servi de type, la synoviale était entièrement envahi par des fongosités très développées, et c'est à peine si de distance en distance on apercevait sous le cartilage d'encroûtement de petits points où commençaient à se former des fongosités osseuses.

Voici donc une première forme de synovite fongueuse dans laquelle l'anatomie pathologique montre la présence, le développement, l'évolution, de la forme fondamentale du tubercule : le nodule embryonnaire ; et aussi l'évolu - tion parallèle de l'inflammation tuberculeuse diffuse, satel- lite de la nodosité. Au point de vue de l'anatomie patho- logique pure, il ne peut subsister un doute : *il existe une forme de synovite fongueuse à tubercules embryon- naires isolés ou confluents.*

2. — Synovites fongueuses tuberculeuses à évolution
fibro-caséeuse

A côté de la forme que nous venons de décrire, et reliée à cette dernière par de nombreuses formes intermé- diaires sur lesquelles nous n'insisterons pas, on en trouve une autre qui constitue le type le plus ordinaire, celui que l'on rencontre dans les tumeurs blanches à évolution de moyenne rapidité. Dans cette forme, les végétations fongueuses n'ont plus un stroma général embryonnaire ou formé par le tissu muqueux ; il s'agit de tissu connectif déjà adulte dans le pédicule, et affectant le plus ordinairement la constitution bien connue du tissu fibreux. Examinons de telles fongosités en remontant de leur insertion vers leur surface libre. Le pédicule, formé de tissu fibreux, est parcouru par des fusées vasculaires artérielles et veineuses ayant la constitution des vaisseaux adultes. Au fur et à mesure que l'on s'avance vers la cavité articulaire, on voit au sein de ce tissu se produire deux modifications importantes ; l'une porte sur les vaisseaux, l'autre sur le tissu connectif. Les artérioles de distribution présentent successivement les modifications connues de l'endartérite et de la péri-artérite. L'endothélium se gonfle, et en même temps devient végétant vers l'intérieur du vaisseau. Dans l'adventice de ce dernier paraissent des traînées de cellules embryonnaires ; plus loin, l'infiltration embryonnaire diffuse a envahi les espaces du tissu connectif dans l'intervalle des vaisseaux. C'est alors que l'on voit apparaître par places l'inflammation tuberculeuse intercalaire typique. De distance en distance, elle dessine des îlots en forme de nodules constitués par l'agglomération sur un point d'éléments cellulaires, affectant une disposition épithélioïde. Au-dessus ou à côté de pareils points, on tombe d'emblée dans la zone envahie par les follicules caractéristiques ; entre eux et la zone inflammatoire simplement diffuse, il n'y a point ordinairement d'intermédiaire. Tout se passe comme si déjà depuis longtemps les lésions embryonnaires avaient pris naissance, et que l'édification tuberculeuse se fût achevée pas à pas. Le tissu fibreux du pédicule, en entrant dans la zone tuberculeuse, semble se dissocier en bandes fibreuses qui s'insinuent entre les nodules et leur forment comme des colliers.

Les nodules eux-mêmes, quelles que soient les variations de leur volume, sont alors bien différents des tubercules embryonnaires décrits dans la première forme; ce sont des nodosités souvent visibles à l'œil nu, plus ou moins festonnées sur leurs bords et reproduisant le type exact des follicules bien connus décrits par Köster.

Nous examinerons successivement : 1° Les follicules tuberculeux élémentaires; 2° les follicules agminés et extensifs ou follicules géants ; 3° les bandes d'inflammation intercalaire; et 4° enfin les bandes fibreuses qui les unissent et les séparent.

A. *Follicules tuberculeux élémentaires*. — Ces follicules ont la constitution indiquée par Köster et devenue classique. Il n'est peut-être aucun point de l'économie où le nodule tuberculeux de cette forme atteigne un développement plus typique et plus parfait. Considérons un follicule en particulier, tel qu'on en trouve de semés entre les nodules composés plus volumineux. Il possède sur une coupe transversale perpendiculaire à son axe une configuration circulaire. Quand on l'a, au contraire, sectionné parallèlement à son axe, il affecte la figure d'un ellipsoïde allongé. La figure circulaire est donc, en réalité, la section d'une colonne tuberculeuse ellipsoïdale. Soit à son centre, soit sur sa marge, la coupe du follicule renferme celle d'une cellule géante. Cet élément colossal, présentant le volume et l'aspect d'un myéloplaxe rameux ou arrondi, ne montre pas de différence fondamentale avec celui que nous avons décrit dans les fongosités à nodules muqueux ; mais, en s'accroissant avec le follicule dont il fait partie, il a pris des dimensions souvent telles qu'il devient très aisément visible à l'œil nu. Sauf le cas où la cellule géante est arrondie, soit parce que ses prolongements soit cassés et rétractés, soit parce que l'élément résulte du développement d'une cellule restée sphéroïdale, sur les points où sa substance molle, facilement rétractile et souvent semée de vacuoles résultant de l'expulsion des gouttes sarcodiques, s'étire pour former un prolongement prépondérant, on distingue aisément une striation qui, après l'action de l'alcool, semble indiquer une structure filamenteuse. Les rameaux de la cellule géante forment des bourgeons irrégulièrement arborisés, semés de noyaux de distance en distance, et qui vont se perdre dans la ramification de la zone épithélioïde. La cellule géante est donc un élément végétant qui va porter et semer à distance des éléments cellulaires produits par son bourgeonnement propre. C'est aussi ce qu'on observe sur les myéloplaxes, et l'analogie morphologique et évolutive indiquée par Köster a parfaitement sa raison d'être.

Si l'on suit les cellules géantes dans la colonne tuberculeuse allongée dont le follicule arrondi est la section transversale, on reconnaît que, dans cette section, les cellules géantes se succèdent à la file sans occuper l'axe exact de la colonne. Elles sont plus ou moins déjetées de côté, et, sont soit réunies par des prolongements rameux, soit disposées en une traînée irrégulièrement continue par l'intrication de ces mêmes prolongements. C'est là ce qui avait fait croire que nécessairement la cellule géante répondait à un vaisseau oblitéré, parce que, dans les coupes successives et transversales d'une même colonne, on trouvait une section de cellule géante presque à tous les étages. Très certainement les cellules géantes peuvent naître aussi bien aux dépens de l'endothélium d'un vaisseau qu'au sein d'un nodule, ou que dans une nappe d'inflammation tuberculeuse; la preuve qu'il en est ainsi, c'est que Köster a, dès le début, signalé au sein de certaines d'entre elles des globules rouges inclus en plus ou moins grand nombre; mais, à la vérité, il s'agit ici d'un mode particulier d'évolution de certains éléments de l'inflammation tuberculeuse, et nous allons en avoir la preuve dans un instant.

Autour de la cellule géante s'ordonnent d'une façon centripète les éléments de la zone dite épithélioïde. Cette zone est formée non par des éléments disposés comme un épithélium, mais par des cellules anastomosées ou intriquées dans tous les plans, formant des travées épaisses semées de noyaux et donnant par gemmation des bourgeons principalement dirigés vers le centre. Dans les intervalles de ces travées épaisses, granuleuses, de consistance et de reflet analogues à la substance même des cellules géantes centrales ou marginales, sont renfermées des cellules irrégulièrement arrondies, bourgeonnantes elles-mêmes. Enfin çà et là se trouvent des cellules migratrices avec leur volume et leurs caractères typiques. Pour le dire immédiatement, on retrouve dans une pareille production la constitution du nodule à stroma muqueux, dont les éléments anastomosés par leurs expansions ont simplement achevé de grandir, de se transformer et de subir la tendance au bourgeonnement multiple. Et il arrive souvent qu'au centre même du nodule, tout autour de la cellule géante ou dans l'intervalle de ses bras rameux, on retrouve une portion du réseau cellulaire primordial qui ne s'est point transformée,

et montre un fin lacis de mailles que l'on a assimilé à tort
à du tissu réticulé vrai.

Tout cet ensemble est environné de tissu fibreux à zones
concentriques et dont les espaces interfasciculaires sont
occupés soit par des cellules migratrices, soit de distance
en distance par les éléments de l'inflammation intercalaire.

B. *Follicules agminés extensifs. Follicules géants.* —
Ces follicules donnent à la forme que nous décrivons son
caractère typique ; ils sont le résultat de l'extension rapide
du follicule élémentaire par sa marge. On peut suivre
entre ce dernier et le follicule géant une série d'intermédiaires. On voit d'abord se former dans la zone épithélioïde,
par la croissance prépondérante de certains des éléments
propres à cette dernière, deux, trois, quatre cellules géantes
qui, en refoulant les éléments épithélioïdes pour prendre
place, les ordonnent autour d'elles en zones concentriques.
De là, naît un follicule secondaire, dont la zone épithélioïde
s'organise à son tour, soit par le bourgeonnement du tissu
épithélioïde préexistant, soit par la participation progressive des éléments embryonnaires de la zone fibreuse mar ·
ginale. Le follicule entier devient festonné et s'étend par
sa marge de manière à constituer un nodule qui peut
devenir colossal, et dont le centre subit une évolution qui
peut varier. Ou bien la tendance fibro-formative prend le
pas, soit par la végétation du tissu fibreux de dehors en
dedans, soit par l'organisation sur place en tissu connectif
solide des éléments embryonnaires actifs inclus dans le
nodule. Le tubercule géant montre alors un centre fibreux,
duquel rayonnent des expansions qui rejoignent la zone

marginale générale et font des follicules secondaires autant de petits centres individuels. Ou bien la tendance dégé-nérative l'emporte d'emblée, et le centre du follicule géant, devenant de plus en plus éloigné des vaisseaux, subit cette sorte de désintégration que Weigert appelle nécrose par coagulation et forme une masse caséeuse. Cette masse prend d'abord un aspect colloïde, semblable à celui d'un îlot fibrineux dégénéré ; elle est semée d'une multitude de petits noyaux ratatinés ; puis, au bout d'un certain temps, on y voit paraître des panaches de cristaux d'acides gras.

A côté de lésions évoluant de la sorte, et dans une même fongosité, on en trouve d'autres qui se comportent dif-féremment. Nous avons vu qu'entre les nodules primitifs le tissu conjonctif présente une inflammation spéciale répandue par nappes, et, sur d'autres points, une simple infiltration embryonnaire. Considérons un instant l'inflam-mation intercalaire. On voit de place en place cette der-nière, sur laquelle jusqu'ici, les auteurs ont à tort peu insisté, produire à l'état diffus des édifications qui suivent la même règle évolutive que celle qui régit les éléments des zones épithélioïdes des follicules. Les gros éléments cellulaires, vitreux et granuleux, se mettent à végéter pour leur propre compte dans les espaces interfasciculaires élargis. De distance en distance, on voit de grosses cellules de la nappe inflammatoire prendre des noyaux multiples, pousser de longs prolongements analogues aux pointes d'accroissement des capillaires, bien qu'il n'y ait là aucune relation avec les vaisseaux. A l'extrémité de ces prolonge-ments, se montrent des bourgeons souvent moniliformes, contenant des noyaux, et qui se scindent en cellules d'apparence épithélioïde, semant de la sorte au loin et pour ainsi dire grain à grain l'inflammation tuberculeuse diffuse qui répond, ici comme ailleurs, d'une manière frappante, à l'infiltration tuberculeuse de Laënnec et au tubercule infiltré de Grancher.

Ainsi se trouvent mêlées dans une même fongosité des productions d'ordre en apparence différent, mais obéissant toutes aux mêmes lois évolutives générales ; d'une part, des nodules s'accroissant par bourgeonnement de leurs éléments propres de façon à s'étendre dans tous les sens, mais aboutissant, en fin de compte, à une dégénération fatale ; d'autre part, existe une tendance incessante à la pénétration de ces nodules par le tissu fibreux. Mêmes phénomènes, exactement, dans les inflammations intercalaires étendues irrégulièrement en nappes dans les intervalles des édifications nodulaires. En fin de compte, mélange irrégulier des productions dégénératives et fibro-formatives. Dans le type de synovite fongueuse que nous décrivons, c'est ordinairement la tendance dégénérative qui l'emporte.

En effet, au voisinage de la surface libre des fongosités, on voit les bandes fibreuses qui entourent les follicules agminés, ou qui tendent à les pénétrer pour les isoler les uns des autres, devenir à leur tour le théâtre d'une modification qui fait triompher définitivement la tendance dégénérative sur la formative. Lentement, mais par une progression continue, on voit ces bandes envahies par l'inflammation tuberculeuse intercalaire. Elles deviennent jaunes et tendent à former avec les nodules qu'elles séparent une seule et même nappe caséeuse. Les vaisseaux qu'elles contenaient, et aux dépens desquels les follicules adjacents se

nourrissaient à distance et par simple imbibition, sont attaqués de dehors en dedans. Leurs parois s'infiltrent de
cellules épithélioïdes, leur endothélium se gonfle et prolifère. C'est sur les veinules que la destruction s'opère avec
le plus de facilité. Devant l'inflammation dégénérative, les
réseaux élastiques disparaissent. Le vaisseau n'a plus de
paroi, c'est une lacune creusée au sein de l'inflammation
intercalaire, et dans laquelle le sang circule cependant.
Mais bientôt les cellules bourgeonnantes pénètrent à l'intérieur du trajet sanguin, l'oblitèrent par places en effaçant la lumière du vaisseau : la circulation s'arrête.

Cet arrêt est rapidement suivi de nécrose totale de la
bande qui sépare les grains tuberculeux. Cette bande subit
un ramollissement identique à celui qui occupe le centre
des grands tubercules ; elle se désagrège, s'infiltre de
matières puriformes ; la surface libre de la fongosité se
dissocie alors par grains isolés et subit une sorte d'émiettement ; le tissu fongueux est dissocié et concourt par son
fractionnement à augmenter la masse d'aspect purulent qui
remplit la cavité synoviale.

Une semblable évolution est, au point de vue anatomo-
pathologique, éminemment tuberculeuse, et ce n'est pas
autrement que se comportent les tubercules fibro-caséeux
que l'on voit se développer dans les tissus autres que celui
des synoviales.

3. — Synovite tuberculeuse à éruption discrète
et à lente extension

On observe cette dernière forme dans les synovites à
longue évolution, torpides, pour ainsi dire, par leurs
allures, et qui restent souvent longtemps à l'état d'accident

local. Les fongosités présentent une éruption discrète de nodules tuberculeux, soit élémentaires, soit agminés et disposés en couronne sur les coupes. Mais ce qui distingue nettement ces nodules des précédents, qui, du reste, possèdent à la fois des cellules géantes et une zone épithélioïde bien formée, c'est qu'ils sont entourés de bandes larges de cellules embryonnaires, actives et vivantes, qui forment autour d'eux soit des colliers, soit des festons. Le nodule a ici la forme décrite dans le lupus vulgaire, par Friedländer; et si l'on chasse leur atmosphère embryonnaire avec le pinceau, l'on met à nu du tissu réticulé typique, régulièrement vascularisé, et ne présentant à l'analyse histologique la plus exacte et la plus attentive aucune différence avec le tissu caverneux d'un ganglion. J'ai montré quelle est la signification générale d'un pareil mode d'inflammation péri-tuberculeuse [1]. L'existence du tissu réticulé indique que les cellules embryonnaires de la marge du nodule ont été longtemps accumulées à son pourtour, sans perdre leur activité propre; en vivant comme à poste fixe dans le tissu conjonctif, et en y exerçant leur activité amiboïde, elles y ont édifié le tissu réticulé, comme, dans la cavité péritonéale, elles déterminent la perforation de l'épiploon, comme encore, dans la plèvre, elles pénètrent les néo-membranes, jusqu'à les réduire à de fines dentelles dont les mailles sont identiques à celles du méso-péricarde, et s'étendent dans tous les plans. L'atmosphère réticulée du follicule de la fongosité que nous étudions est identique à celle du follicule du lupus ou du follicule de la phtisie fibreuse (Champeil). Elle a cette

---

[1] Le professeur Renaut a rappelé ces recherches dans son article Dermatoses du *Dictionnaire encyclopédique*, et en adopte les conclusions.

signification que la néoplasie nodulaire évolue avec une extrême lenteur, au sein d'une masse de tissu connectif modelé, transformable en tissu adénoïde, par le mécanisme ordinaire et général qui détermine l'édification de ce tissu.

Aussi, dans de pareilles fongosités, l'inflammation intercalaire se réduit-elle à des bandes peu étendues ; souvent même les éléments de cette inflammation évoluent assez lentement pour édifier, eux aussi, du tissu réticulé vrai. Il en est autrement dans les formes fibro-caséeuses, à tendance dégénérative prédominante. Là, nulle part, l'action du pinceau ne dégage de tissu réticulé vrai ; il ne s'agit que d'un tissu rétiforme, au sein duquel, par places, se montrent quelques travées de tissu adénoïde imparfait. Sur ces derniers points, l'on reconnaît qu'il existait des nappes de cellules embryonnaires ou indifférentes, proprement dites.

Les îlots marginaux interfolliculaires ou interstitiels de tissu adénoïde peuvent cependant subir la tuberculisation à leur tour. Celle-ci se montre alors avec les caractères qu'elle affecte dans les ganglions lymphatiques ; mais, le plus souvent, la tendance fibro-formative est dominante, et ce sont là probablement les formes de synovite fongueuse que l'on voit aboutir à la guérison par la formation de tissu fibreux, définitivement constitué, et aboutissant à l'ankylose. Aussi voit-on l'artérite et la périartérite ne se montrer que faiblement dans de semblables formes ; les tissus, de la sorte, peuvent vivre, et la tendance à l'organisation connective dominer.

Telle est l'histoire des fongosités articulaires ; nous devons maintenant dire un mot de leur extension à travers les tissus et de la constitution des trajets fistuleux. Ces derniers, outre qu'ils renferment les végétations émigrées des synoviales, en présentent d'autres sur leurs parois. Pour le dire immédiatement, ce sont là presque toujours de simples bourgeons charnus revêtus, au voisinage de l'orifice extérieur, d'une couche d'épithélium malpighien analogue à celui des muqueuses d'origine ectodermique. Ces fongosités sont souvent cloisonnées par des traînées épithéliales qui les pénètrent presque jusqu'aux tissus lardacés. Formées de tissu embryonnaire délicat, sillonnées de vaisseaux jeunes, qui souvent laissent transsuder le sang, elles ne renferment point d'ordinaire de tubercules (Maurice et Auguste Pollosson) ; celles de la profondeur des trajets sont souvent rendues œdémateuses par une lymphe émanée des vaisseaux embryonnaires et renfermant de l'hémoglobine dissoute ; celles qui font hernie par l'ulcération cutanée sont parfois énormes, aréolaires, et dans les espaces qui séparent les vaisseaux des uns des autres existe une inflammation fibrineuse analogue à celle du phlegmon. Aux dépens de toutes s'effectue une exsudation purulente vraie, dont on retrouve les éléments granulo-graisseux, soit dans le tissu de la fongosité, soit infiltrant l'épithélium qui la recouvre, soit enfin répandue à sa surface. L'absence de follicules tuberculeux, dans de telles fongosités, n'est point constante. Parfois on les y rencontre, et ils sont d'autant plus nombreux que les fongosités occupent un siège plus profond sur la paroi du trajet fistuleux.

Dans tout ce qui précède, nous avons exclusivement visé la fongosité des synoviales articulaires. Pour ce qui concerne les tendineuses, on pourrait répéter la description. Les diverses observations du professeur Trélat et de Latteux, celles de Terrier et Verchère indiquent suffisamment, par la présence des follicules et des nodules tuberculeux embryonnaires, la nature pathologique de cette forme de synovite. Il nous eût d'ailleurs été impossible de compléter la description : Les synovites tendineuses tuberculeuses sont rares, et nous n'en possédons point d'analyse histologique originale.

Mais au point de vue spécial des synovites chroniques satellites des tumeurs blanches, qui font l'objet principal et comme culminant de notre étude, le résultat de l'analyse histologique peut s'énoncer en termes précis : Anatomiquement, nous trouvons dans ces synovites toutes les formes du tubercule nodulaire, toutes celles des inflammations variables qui accompagnent la nodosité tuberculeuse vraie. De pareilles lésions rencontrées par un anatomo-pathologiste quel qu'il soit, et dans quelque tissu ou organe que ce soit, lui permettraient d'affirmer qu'il est en présence d'une néoformation tuberculeuse. Renfermant les éléments divers du tubercule, évoluant comme lui, montrant réunies dans une même fongosité des lésions d'âge différent, de tendance évolutive constamment fibro-caséeuse, les synovites fongueuses articulaires et tendineuses peuvent être considérées comme des édifications tuberculeuses proprement dites. Mais l'anatomie pathologique seule ne peut juger la question actuellement pendante de la nature diathésique de ces productions[1]. C'est cette nature même et la signification pathogénique proprement dite de la fongosité que nous allons étudier et discuter dans le chapitre suivant.

---

[1] V. entre autres, à ce sujet, l'opinion du professeur COHNHEIM. *La tuberculose au point de vue de la doctrine de l'infection*, traduction Musgrave-Clay, 1882, p. 14.

CHAPITRE IV

PATHOGÉNIE ET NATURE DES FONGOSITÉS DANS LES DIVERSES VARIÉTÉS DE SYNOVITES

Lorsque l'inflammation d'une synoviale articulaire ou tendineuse aboutit à la formation de fongosités, ces der-. nières ne diffèrent point par leur nature des bourgeons charnus inflammatoires proprement dits. La cause variable de l'inflammation n'imprime à l'évolution de pareils bourgeons aucun caractère particulier, si ce n'est une plus ou moins grande tendance à la suppuration, ou, au contraire, à une organisation soit activée, soit retardée. Énoncer que de semblables édifications sont d'ordre inflammatoire, c'est indiquer suffisamment leur pathogénie et leur nature.

Mais, pour ce qui regarde les fongosités satellites des tumeurs blanches, ou leurs similaires observées dans les gaines tendineuses, le problème est absolument différent. L'anatomie pathologique faite, soit à l'œil nu, soit à l'aide du microscope, vient, en effet, de nous montrer qu'il existe là des productions qui, au point de vue de la forme pure, se confondent absolument avec celles que détermine la tuberculose légitime dans les divers tissus et les divers organes où elle se rencontre. Nous sommes de la sorte amené à discuter dans ses détails la question suivante : quel est le rapport existant entre les nodosités et les inflammations diffuses d'ordre particulier observées dans les synovites fongueuses et la diathèse tuberculeuse proprement dite ?

La forme anatomique des lésions nous est connue. Nous savons que le tubercule des fongosités se présente exactement avec la même structure que celui signalé partout ailleurs : forme embryonnaire (tubercule lymphoïde de Rindfleisch), tubercule muqueux, follicule tuberculeux de Köster, nodule lentement extensif de Friedländer à atmosphère réticulée. De même, l'inflammation diffuse possède les mêmes caractères morphologiques que celle interposée entre les nodules tuberculeux légitimes et avérés des autres organes.

Mais l'identité de forme ne peut être considérée dans l'espèce comme un critérium absolu. La démonstration du fait, pressentie déjà avant les remarquables expériences de H. Martin, a été donnée d'une façon irrécusable par cet histologiste expérimentateur. Nous savons qu'en inoculant à des animaux des grains de poudres inertes, ou en pratiquant des injections intraveineuses d'huile de croton diluée, on produit une éruption de nodules ayant la constitution anatomique de ceux du tubercule inoculé ou développé spontanément. C'est le tubercule faux de Martin, caractérisé soit par des nodules embryonnaires, soit par des follicules bien formés, renfermant à leur centre un point caséeux, autour duquel on voit des cellules épithé-lioïdes, disposées comme les rayons d'une roue, et des cellules géantes. Le nodule développé autour des œufs de parasite et décrit par Laulanié, reproduit également la constitution anatomique du tubercule vrai. On est donc conduit à conclure que l'édification tuberculiforme nodulaire ne possède par elle-même rien d'essentiel, mais est le résultat d'un mode particulier de réaction des tissus, en présence d'une irritation se produisant de son côté suivant un mode particulier. La cause du processus réactionnel n'est ici autre chose qu'un corps étranger, déterminant une activité formative, commandée par l'excitation qu'il fait subir aux éléments anatomiques au sein desquels il a été amené et est devenu stationnaire. On conçoit, de la sorte, que des corpuscules plus ou moins similaires, introduits et dispersés dans les tissus, d'une manière analogue, soient capables de donner naissance à des productions anatomiquement semblables. Dans ce cas particulier, l'élément étiologique du tubercule, c'est le corps étranger.

Mais si maintenant, cessant de considérer la forme que nous venons de voir n'être pas caractéristique, on suit l'évolution du tubercule, peut-on trouver dans cette dernière le critérium que la constitution anatomique seule est incapable de donner ?

Le faux tubercule présente comme le vrai, si l'on envisage individuellement la nodosité, tantôt la tendance à la dégénération par son centre, à l'extension par sa marge et, en fin de compte, à la transformation fibreuse qui, ou le pénètre, ou se borne à l'entourer en l'isolant. Tantôt, au contraire, la tendance dégénérative prend le pas et amène la production d'une masse caséeuse. De même, pour ce qui regarde l'envahissement, il existe des analogies. On sait, surtout depuis les recherches si remarquables de Villemin [1] que le tubercule est extensif en formant dans les espaces interorganiques et plus spécialement le long des trajets lymphatiques ou dans les séreuses, des sortes de colonies qui se répandent au loin en suivant le mode bien connu de la propagation continue ou de la diffusion métastatique. Les productions nodulaires ou diffuses spéciales aux fongosités obéissent aussi à cette loi; c'est un fait sur lequel avait bien insisté Volkmann et dont les exemples ne sont pas absolument rares. Le professeur Pierret, de son côté (communication orale) a vu partir des fongosités d'une arthrite des traînées de nodules se poursuivant dans les espaces intermusculaires voisins et jusque dans les intervalles des fibres musculaires ellesmêmes, de manière à reproduire entièrement l'aspect d'une néoformation tuberculeuse en voie d'extension. Le faux tubercule peut jusqu'à un certain point s'étendre par un procédé analogue. Dans les expériences de Martin, les corps étrangers déposés dans un point du péritoine, devenaient l'origine d'une éruption plus ou moins disséminée et généralisée dans la séreuse. Cette généralisation se comprend, du reste, par les propriétés bien connues des cellules migratrices qui peuvent transporter l'agent irritant, en s'en chargeant, et l'aller déposer en un point quelconque des voies qu'elles sont capables de parcourir. C'est ainsi que l'on peut expliquer les cas de généralisation observés par Cohnheim et plusieurs autres expérimen-

---

[1] Villemin. *Études sur la tuberculose.* Paris, 1868.

tateurs [1] à la suite d'inoculations de matière non tuberculeuse, mais toujours introduite à l'état d'extrême division.

Jusqu'ici donc, ni dans l'anatomie pathologique, ni
dans le mode évolutif, ni dans celui d'extension, nous ne
trouvons de caractéristique suffisante, permettant d'affirmer la nature tuberculeuse d'un produit donné. Il faut
chercher une autre méthode, et c'est ce que les auteurs
ont fait en donnant avec raison une importance prépondérante aux inoculations suivant la méthode de Villemin.

Dès 1865, et dans ses premières recherches, Villemin
avait posé les termes du problème et indiqué la bonne
méthode. Pour démontrer qu'un produit donné, soit nodulaire, soit caséeux, soit consistant en une inflammation
gélatiniforme diffuse, appartenait bien à la tuberculose, il
recommandait de choisir la matière inoculable aussi fraîche
que possible, de ne se servir que d'instruments parfaitement nettoyés ou mieux encore vierges, et enfin de
soustraire les animaux à toutes les chances possibles
d'inoculation par une voie autre que celle employée par
l'expérimentateur. De plus, pour lui, la tuberculose n'était
démontrée que lorsque le produit continuait, après avoir
déterminé chez une série d'animaux des éruptions caractéristiques et toujours identiques, à rester inoculable avec
les mêmes propriétés infectieuses. C'est ce principe qui
a été encore davantage mis en lumière par H. Martin. La
formule de Martin, c'est-à-dire l'inoculation en séries qui
doit constamment donner naissance à des produits fertiles
et dont l'activité doit même croître avec les termes de la
série, a été adoptée par les expérimentateurs les plus

---

[1] Cohnheim et Fränkel, *Virchow's Archiv*, 1869, t. XLV.

rigoureux et les plus récents, notamment par Toussaint[1]. La caractéristique expérimentale devenait dès lors précise et aisément saisissable : la première inoculation d'un faux tubercule, c'est-à-dire le premier terme de la série, aboutissait fréquemment à une éruption abondante. Dans le second terme de la série, l'inoculabilité subsistait, mais extrêmement atténuée ; elle disparaissait constamment à partir du troisième ou du quatrième terme. Si l'on réfléchit bien, dans de semblables expériences, tout semble se passer comme si, après une première inoculation, les éléments de l'éruption provoquée contenaient encore assez d'agents irritatifs, c'est-à-dire de particules de la matière primitivement introduite à doses massives, pour qu'en se divisant ces particules puissent former encore quelques nodules. Mais ne se pouvant reproduire dans les tissus, ces particules, après plusieurs répartitions de plus en plus pauvres, doivent fatalement finir par s'épuiser. Tout autrement se comporte le tubercule légitime ; et puisqu'il reproduit indéfiniment les édifications tuberculeuses, et que ces dernières semblent même devenir de plus en plus nombreuses au fur et à mesure que l'on s'avance dans la série des inoculations successives, l'on est amené à prévoir que l'agent irritatif qui détermine le processus anatomique tuberculeux subit une multiplication au sein de l'organisme et va en pullulant à mesure que l'on augmente le nombre des séries.

Actuellement donc, l'inoculabilité indéfinie, donnant naissance à des résultats positifs sur tous les animaux aptes

---

[1] Toussaint. *Comptes rendus de l'Académie des Sciences*, n° 19, 1881 : Sur la contagion de la tuberculose — *Ibidem*, 1er août 1881, 8 août 1881. — Sur le parasitisme de la tuberculose, *Ibidem*, 16 août 1881.

à contracter la tuberculose, s'élève à la hauteur d'un critérium absolu.

Personne aujourd'hui ne conteste plus que la tuberculose vraie ne soit inoculable et quand on veut établir la nature tuberculeuse d'un produit, c'est à cette méthode que l'on doit avoir recours.

Donc, au point de vue restreint et limité auquel nous devons nous borner, il s'agit maintenant de savoir si la fongosité qui renferme des éléments d'apparence anatomique tuberculeuse et qui évoluent de la même façon que les produits nettement tuberculeux des autres organes, peut engendrer par l'inoculation, convenablement faite en séries, les formes bien connues de la tuberculose généralisée.

Si les fongosités ont cette propriété, leur nature est, par cela, déterminée ; elles ne constituent rien autre chose qu'une localisation de la tuberculose sur les synoviales articulaires et tendineuses.

La question s'ouvre, en 1878, par un premier travail de Max Schüller [1] ; elle aboutira, en 1880, avec le même auteur à la solution la plus importante qui ait été jusqu'à présent formulée. Schüller avait observé que fréquemment les traumatismes articulaires deviennent, chez les individus tuberculeux ou scrofuleux, l'origine de synovites fongueuses chroniques. Partant de cette idée, il conçut le dessein de mettre des animaux en imminence morbide suivant un mode déterminé, de léser ensuite leurs articulations et de voir si ces dernières devien-

---

[1] Max Schüller. Experimentelle untersuchungen über die Genese der skrofulösen und tuberkulösen Gelenkentzündungen. *Centralblatt für Chirurgie*, 1878, p. 713.

draient le siège de localisations de la maladie générale provoquée.

Les expériences furent faites sur des chiens et des lapins, et l'on introduisit les agents d'inoculation par la trachée ou au moyen d'injections interstitielles faites dans le poumon. Nous ne retenons ici spécialement que ce qui se rapporte à la scrofulo-tuberculose. Du pus tuberculeux, des fragments de poumons humains atteints de phtisie, enfin des liquides de culture dans lesquels étaient renfermés les éléments figurés considérés à cette époque comme pouvant transmettre la tuberculose, furent de la sorte introduits dans les voies aériennes. Nous ne discutons pas encore ici la nature de ces agents, tout en faisant remarquer que, comme l'avait antérieurement fait le professeur Chauveau, Schüller faisait pénétrer des particules figurées empruntées à des lésions anatomiques manifestement tuberculeuses. Quoi qu'il en soit, le résultat de ces expériences fut remarquable : dans l'articulation contuse se produisirent des lésions inflammatoires subaiguës, absolument analogues d'aspect avec celles qui marquent le début des tumeurs blanches chez l'homme ; en même temps, une éruption tuberculeuse plus ou moins abondante se faisait dans les autres organes et amenait promptement la mort des animaux en expérience. Sur ceux auxquels on injectait dans le poumon des matières septiques, l'articulation contuse devenait également le siège d'une inflammation analogue à celle qui peut se produire au cours de la septicémie. Il était donc démontré que le traumatisme articulaire créait, du moins, un lieu de moindre résistance, sorte de terrain favorable à la localisation d'une affection générale, telle que la tuberculose ou la septicémie, en puissance de laquelle l'animal avait été artificiellement amené. Mais ici le critérium anatomo-pathologique manquait, car, si l'on trouvait des tubercules dans le poumon des animaux en expérience, on n'en avait jamais trouvé « même au microscope dans les articulations lésées ».

Riedel[1], en 1879, dans un ordre d'idées un peu différent, fit voir, par des expériences, que, tandis que le sang normal introduit dans une articulation y est rapidement résorbé, sans laisser ni traces, ni inflammation consécutive, des matières organiques de diverses origines, finement pulvérisées, mais non aisément destructibles, amènent une synovite à évolution lente et à tendance productive, sans que jamais l'excitation banale résultant de l'action de corps étrangers d'origine non diathésique fût suffisante pour produire une édification tuberculeuse. Mais à ce moment même, König[2] faisait faire à la question un pas important. Il montrait, en effet, que l'inoculation des fongosités tuberculeuses d'une tumeur blanche est capable de produire chez le lapin la tuberculose généralisée, c'est-à-dire la forme métastatique et la plus évidente de l'affection.

La virulence du produit des tumeurs blanches était de la sorte signalée. Et, d'un autre côté, Volkmann[3], dans son mémoire si important sur la question, considérait le problème sous une autre face. S'inspirant des recherches

[1] Riedel. Ueber das Verhalten von Blut, sowie von indifferenten und differenten Fremdkörpen in den Gelenchen. *Zeitschrift für Chirurgie*, t. XII, 1879, p. 417.

[2] König. Die Tuberculose der Gelenke, füngose Gelenkentzündung, etc. *Deustche Zeitsch. für Chirurgie*, t. II, nos 5 et 6, 1879.

[3] Volkmann, *Sammlung Klinischer Vörtrage*, 1879, nos 168-169.

fondamentales de Villemin et considérant comme absolu-
ment· caractéristique l'auto-inoculation du tubercule par
étapes et de proche en proche sur le sujet vecteur lui-même,
il disait que l'extension, par colonies reliées au foyer ini-
tial, des lésions anatomiques trouvées dans les fongosités
osseuses ou synoviales, était une preuve aussi convaincante
de la nature tuberculeuse du produit que toute expérience
faite sur les animaux.

Mais presque simultanément, Hueter[1] éclairait d'une
vive lumière la nature jusque-là restée hypothétique des
fongosités à nodules anatomiquement tuberculeux. Il avait,
même avant König, fait des inoculations en double série
dont la signification peut être considérée comme vraiment
décisive si l'on met de côté les objections multiples faites
depuis Villemin à la tuberculose développée expérimentalement. Il reproduisait, en effet, la synovite fongueuse en
inoculant des tubercules pris ailleurs que dans les articulations. Par injection d'éléments tuberculeux avérés dans
l'article, il voyait se développer la synovite bien connue,
celle décrite par Billroth et tous les auteurs anciens comme
caractéristique des tumeurs blanches. Le même résultat
était obtenu en rendant l'animal tuberculeux soit par
inhalation, soit par ingestion. Enfin, et c'est là le point
capital, la fongosité articulaire d'une tumeur blanche,
inoculée chez le chien, déterminait l'éclosion d'une tuberculose miliaire généralisée. Dans ces recherches, on voit
donc à la fois se produire la synovite fongueuse, soit comme
résultat d'une inoculation directe, soit comme une localisation particulière de la tuberculose, et enfin la fongosité,

---

[1] Hueter. *Deustche Zeitschrift für Chirurgie*, t. XI, 1879, p. 317.

expérimentalement développée, marquait sa nature tuberculeuse propre en déterminant une infection tuberculeuse généralisée, lorsqu'on venait à l'inoculer à un autre animal.

Le second travail de Schüller[1], auquel nous avons fait déjà allusion, clôt la série des expérimentations afférentes à notre sujet. En 1880, Schüller reprend ses premières expériences et les complète; elles portent sur environ cent cinquante animaux, lapins et chiens et ont pour but d'élucider définitivement la pathogénie des arthrites tuberculeuses et scrofuleuses.

Pour cet objet, il contond d'abord l'articulation du genou, fait la trachéotomie, et injecte ensuite dans la trachée le liquide obtenu en suspendant dans l'eau distillé des fragments de substances diverses découpées en parcelles fines, ou broyées dans un mortier. Sur 24 animaux dont 1 chien, 5 reçoivent des crachats tuberculeux, 6 des fragments de poumon de phtisique, 5 des granulations de synovite tuberculeuse, 6 des fragments de ganglions scrofuleux extirpés, 4 enfin des fragments de lupus.

Dans tous les cas, sauf celui d'un lapin qui mourut au sixième jour de septicémie, se montrèrent des lésions tuberculeuses plus ou moins étendues de l'articulation contuse. Cette articulation, transformée par le traumatisme en un terrain favorable à l'éclosion du tubercule, fut envahie par lui en premier lieu, c'est-à-dire dès la deuxième, la troisième semaine, et moins souvent au bout

---

[1] M. Schüller. *Experimentelle und histologische Untersuchungen,* etc. Stuttgart, 1880.

d'un mois. Avant le vingt-cinquième jour, en effet, le poumon ne présentait à l'œil nu aucun tubercule, et ce ce n'est que plus tard que l'on en pouvait reconnaître à l'examen microscopique. Les trois animaux qui avaient reçu les granulations provenant de synoviales n'avaient, il est vrai, que des lésions articulaires peu prononcées, mais, au vingt-cinquième jour, leurs poumons présentaient des nodules tuberculeux déjà visibles à l'œil nu. Les animaux témoins, dont l'articulation avait été contuse, mais qui n'avaient point reçu de matière tuberculeuse n'offrirent jamais de tuberculose articulaire ou viscérale, du moins quand ils furent strictement isolés des animaux inoculés. Enfin d'autres animaux auxquels on avait fait dans la trachée des injections de corps inertes portaient ces particules étrangères disséminées dans le sang, les articulations, certains viscères, mais point de tubercules. A la suite d'injections de sang ou d'urine putréfiée, l'éruption tuberculeuse ne se montra pas non plus [1].

Le problème se trouva de la sorte extrêmement éclairé et réduit, et il devint incontestable que les nodules qui se montrent dans la fongosité des tumeurs blanches, en même temps qu'ils sont anatomiquement et évolutivement identiques aux tubercules légitimes, se comportent expérimentalement de la même manière qu'eux. Ceci revient à dire que la fongosité qui nous occupe est bien tuberculeuse par tous ses caractères. De plus, l'expérience de

---

[1] Depuis le travail de Schüller, divers expérimentateurs ont reproduit ou varié ses expériences, de manière à obtenir des tuberculoses généralisées par l'inoculation de fongosités articulaires chez des animaux. Parmi eux, nous devons citer Lannelongue qui a consigné le résultat de ses expériences dans son mémoire à la Société de chirurgie en 1882.

Schüller nous révèle un fait important : dans un organisme en puissance de tuberculose, une lésion articulaire traumatique semble agir au point de vue local comme une plaie d'inoculation. Le virus tuberculeux existe dans tout l'organisme ; il a envahi ou va envahir les lieux d'élection ; la contusion articulaire détermine la production d'un point nouveau qui le sollicite à s'y déposer et devient de la sorte un foyer d'éruption à la fois hâtive et prépondérante. Combien de pareilles notions n'éclairent-elles pas l'histoire des causes occasionnelles des tumeurs blanches chez les individus simplement prédisposés ?

Voici donc la nature de la fongosité nettement établie et, bien que des expériences similaires à celles que nous venons de rapporter n'aient pas été faites pour les fongosités tendineuses d'apparence tuberculeuse, nous pouvons considérer comme très probable que leur essence ne diffère pas sensiblement de celle des fongosités articulaires. Quand, en effet, des productions ont à la fois et la même structure et la même évolution, et qu'enfin elles naissent et se développent dans des tissus fondamentalement identiques, on a bien des raisons de soupçonner aussi l'identité de leur nature. Mais ici une question se présente : quel est, dans la fongosité tuberculeuse inoculable, l'élément spécifique du tubercule, c'est-à-dire l'agent infectieux ?

A l'heure actuelle, les auteurs s'accordent à le considérer comme constitué par un organisme inférieur de l'ordre des schyzomycètes. Klebs[1] le décrit sous le nom de *monas tuberculosum*, mais il ne peut être considéré, sous la forme signalée par Klebs, comme la véritable cause

---

[1] Klebs. Uber tuberculose. *Prag. med. Wochensch.*, nos 42 et 43, 1877.

de l'infection. Si, en effet, comme l'a montré Deutschmann[1], on laisse déposer un pus tuberculeux apte à reproduire l'infection par une inoculation quelconque, on voit que le liquide qui surnage et contient les monades de Klebs est incapable de tuberculiser un animal.

Tout autre est le parasite signalé d'abord par Aufrecht[2], puis par Baumgarten[3] dans le centre des nodules tuberculeux. C'est un *bacille* que, de son côté, Koch étudia tout récemment avec un soin extrême, qu'il cultiva, et dans lequel on peut trouver au moins l'un des agents de transmissibilité indéfinie de la tuberculose. Ce bacille, offrant un diamètre inférieur de un tiers environ à celui des globules sanguins de l'homme, se retrouve principalement dans les cellules géantes et dans les cellules épithélioïdes du nodule tuberculeux. Koch[4] en signale la présence deux fois dans quatre arthrites fongueuses qu'il a examinées; Cornil et Babès l'y retrouvent une fois sur trois. La virulence de ce micro-organisme ne peut demeurer douteuse; les cultures successives faites par Koch la démontrent surabondamment, et, dans la quinzième ou vingtième culture[5], elle subsiste et conserve toute son énergie[6].

Mais si l'on doit admettre aujourd'hui qu'il existe une forme de la tuberculose articulaire dans laquelle l'agent

---

[1] Deutschmann. *Centralblatt f. med. Wiss.*, n° 18, 1881.

[2] Aufrecht. *Pathol. mitheilungen*, 1881.

[3] Baumgarten. *Centralblatt f. med. Wiss.*, n° 15, 1882.

[4] Koch, *Berlin. Klin. Woch.*, 1882 (10 avril).

[5] Debove. *Semaine médicale*, n° 21, p. 102.

[6] Balmer et Fraentzel ont découvert de nombreux bacilles de Koch dans le contenu purulent de l'articulation du genou chez des tuberculeux atteints d'arthrite fongueuse, et concluent que la présence de l'oxygène n'est pas nécessaire, comme on l'a dit, au développement de ce microbe. (*Berliner Wochenschrift*, 1882, n° 45.)

virulent et transmissible est évidemment constitué par le bacille de Koch, on doit reconnaître aussi que dans un certain nombre de fongosités, anatomiquement tuberculeuses comme les autres, ce même bacille fait absolument défaut. Le professeur Cornil, dans deux cas qu'il a eu récemment l'obligeance d'examiner pour nous, n'a point trouvé le bacille, et Malassez, dans deux autres cas, n'a pas été plus heureux. Or, les auteurs qui ont inoculé des fongosités de tumeurs blanches et ont obtenu des résultats positifs, c'est-à-dire la reproduction de la tuberculose généralisée, n'ont pas choisi les fongosités contenant ou ne contenant pas le bacille tuberculeux de Koch, puisqu'ils ne connaissaient pas ce dernier. Nous devons donc chercher si, à côté de la tuberculose que l'on pourrait appeler *bacillaire*, il n'en existerait pas une autre, ne différant point de la première par ses caractères généraux de structure, d'évolution et d'infectiosité et qui, néanmoins, ne contiendrait pas le bacille?

Les recherches toutes récentes de Malassez et Vignal [1] font entrevoir que cette hypothèse répond vraisemblablement à la vérité. Partant d'un cas de granulie, forme incontestable de l'affection, ils reproduisent en séries, chez des cobayes, l'éruption caractéristique et ne trouvent comme élément parasitaire au sein des productions tuberculeuses que *des amas zoogloeïques*. Ils démontrent que les amas de *zooglées* ne sont point une forme embryonnaire du bacille de Koch; ils sont, de la sorte, amenés à admettre une nouvelle forme : la *tuberculose zoogloeïque*, et rap-

---

[1] Malassez et Vignal. *Comptes rendus de la Société de biologie*, 5 mai 1883 p. 338-353.

pellent que Toussaint, dans ses inoculations sériaires indéfiniment fertiles et manifestement tuberculeuses n'avait, de
son côté, trouvé rien que des coccus. A l'heure actuelle,
nous ignorons absolument si c'est à cette forme ou non
que répondent les fongosités synoviales dans lesquelles on
n'a pas trouvé de bacilles; sur ce point particulier le problème, que nous ne pouvons songer à résoudre dans l'espace
de temps restreint qui nous est laissé reste sans solution précise et demeure largement ouvert.

Mais une notion générale se dégage de la connaissance
de cette dualité constatée dans la nature des microbes
tuberculigènes. La dualité, en effet, permet de soupçonner
dans l'avenir la multiplicité possible de ces mêmes agents.
Et ici, nous rentrons dans la question de nature du
tubercule par un côté tout particulier; nous pouvons
hasarder une hypothèse sur son essence anatomique et
évolutive.

De tout temps, les anatomo-pathologistes ont rapproché
l'édification tuberculeuse des autres processus irritatifs.
Parmi eux, il faut citer Ziegler [1], qui n'admet point de différence essentielle entre le processus tuberculeux et un
processus inflammatoire. De même que, pour lui, la cellule
géante n'est que le résultat de la prolifération d'une cellule
lymphoïde séquestrée d'une certaine façon et que l'élément
épithélioïde est un intermédiaire nécessaire entre l'infiltration embryonnaire et la néoformation inflammatoire
marchant vers un état d'organisation, il admet aussi que
le tubercule tout entier, dans sa forme nodulaire, n'est

---

[1] Ziegler. *Anatomie pathologique*, trad. italienne, art. Inflammation et
art. Tubercule.

qu'une édification inflammatoire provoquée par un agent irritant introduit dans les tissus.

Un pareille conception, toute hardie qu'elle paraisse au premier abord, est, à vrai dire, la seule qui concorde avec les expériences de Martin, avec les cas observés par Laulanié, et qui puisse rendre compte de l'existence de diverses formes de tuberculose infectieuse, caractérisées par des microbes différents. Dans un ordre d'idées absolument semblable, le professeur Renaut[1] admettait, dès 1881, que l'édification tuberculeuse peut être le résultat anatomiquement identique de plusieurs modes d'excitations similaires, mais dont la nature ou le degré d'énergie pourraient varier. Pour cette raison, il pensait que l'on devrait réserver le nom d'*inflammation tuberculisante* au processus qui aboutit à la constitution des formes tuberculeuses nodulaires ou étendues en nappe, et réserver dans toutes ces formes la question de nature de l'élément supposé variable qui en a été l'agent constructeur.

Si, en effet, l'agent irritant constructeur du tubercule peut varier de forme et de nature, nous comprenons, à la fois, et le faux tubercule et les variétés observées dans la tuberculose proprement dite. Dans le faux tubercule, l'agent est une poussière, une goutte d'huile, un corps inerte. Tant que ce corps inerte pourra se diviser et disséminer sur plusieurs points les particules de sa substance, il reproduira l'édification tuberculeuse là où il aura été amené. Il la reproduira dans les inoculations successives jusqu'à son épuisement complet, qui arrivera fatalement.

---

[1] J. Renaut. Art. Dermatoses, in *Dict. encyclopédique des sciences médic.* (tubercules de la peau), et note sur un cas de maladie d'Addison, in *Arch. de physiologie*, 1881.

Chaque inoculation nouvelle n'emportera avec elle qu'une fraction de plus en plus minime des particules irritantes, et l'inoculabilité s'éteindra avec l'épuisement progressif de de ces dernières.

Nous supposons un cas tout différent : que le corps irritant possède une activité reproductrice propre, chaque élément tuberculeux émané d'une inoculation renferme, au commencement de son évolution, une faible quantité du matériel irritatif introduit. A la fin de cette même évolution, il a fait fructifier la particule irritante, parce que cette dernière est un organisme vivant qui trouve dans le tubercule qu'elle a édifié un terrain favorable à sa germination. Que cette germination soit plus ou moins favorisée par le lieu où éclôt la tuberculose, ou qu'elle soit plus ou moins active suivant la variété du microbe, la tendance à la propagation, *la virulence*, pour employer ici le mot propre, deviendra tout naturellement variable. Ce qui restera constant, c'est l'aptitude de l'agent irritatif multiplié à construire, suivant un ordre donné, le nodule tuberculeux ou l'inflammation tuberculeuse caractéristiques. Le microbe agira dans ce sens, exactement à la façon du corps inerte de Martin, et les lésions qu'il déterminera seront anatomiquement identiques à celles du faux tubercule. Inversement, sa propriété germinatrice le fera différer du tout au tout, et lui donnera les qualités d'un véritable agent d'inoculation, tandis que les poussières ou les corps inertes de Martin ne devront conserver que la signification de simples greffes.

Ainsi s'explique pourquoi la caractéristique de la tuberculose, ne pouvait être donnée par l'anatomie pathologique pure, et pourquoi il était nécessaire de passer de la notion anatomique à la notion étiologique que l'étude des microbes et que leurs inoculations par les cultures, pouvaient seules élucider.

Il sera maintenant facile d'aborder la question dite des tuberculoses locales, en tant qu'elle ressortit à notre sujet, et de la traiter sommairement.

Nous n'avons pas ici à traiter à fond cette question. Il suffira de rappeler qu'à la suite des travaux de Langhans, de Schüppel et de Köster, les anatomo-pathologistes allemands prirent à tort la cellule géante comme caractéristique du tubercule, et assignèrent une signification tuberculeuse à tout produit qui renferme cet élément particulier. Ainsi posée, la question de la tuberculose faisait un pas rétrograde et l'on en arrivait à considérer comme des tuberculoses locales de vieux bourgeons charnus d'ulcères à lente végétation, des nodules manifestement syphilitiques, des productions lentement édifiées dans le pourtour de trajet fistuleux satellite d'une nécrose osseuse ; on pourrait multiplier les exemples. Mais une pareille conception, qui se caractérisait par un désaccord formel et le plus souvent constant avec la clinique, n'a plus aujourd'hui qu'une valeur historique. Comme le fait remarquer judicieusement Cohnheim, qu'on le veuille ou non, il faut renoncer à trouver la caractéristique de la tuberculose ailleurs que dans l'existence du virus tuberculeux [1].

Au moment où il écrivait, Cohnheim ne connaissait pas ce virus, il en établissait l'existence *à priori*, comme une conséquence nécessaire des faits observés. Actuellement,

---

[1] Cohnheim. *La tuberculose et la doctrine de l'infection*, trad. franç. p. 14.

non seulement nous sommes en possession du virus de
Koch, mais encore nous connaissons une seconde forme
de l'agent infectieux : la forme zooglœique de Malassez et
Vignal. Nous savons aussi que c'est en agissant comme
un corps irritant que les deux variétés connues arrivent à
édifier des productions identiques entre elles et avec le
faux tubercule de H. Martin. Donc l'agent irritant doué
de propriétés telles qu'il soit apte à mettre en train le
processus tuberculeux peut être variable ; et l'on peut soupçonner que, sous ses diverses formes, il pourra déterminer des processus très analogues entre eux, mais différant par leur intensité et par leur aptitude à s'étendre,
à envahir.

De la sorte, laissant absolument de côté les arthropathies
végétantes où l'on pourrait trouver, comme par hasard,
des productions analogues à la cellule géante, nous n'avons
plus à considérer que quelques cas. Dans les uns, la
synovite fongueuse est liée manifestement à une tuberculose avérée chez l'individu, et occupant déjà chez lui ses
points ordinaires d'élection, dans les autres, la synovite
fongueuse, avec sa structure, *tuberculeuse anatomiquement*, constitue le seul accident, actuel de la tuberculose,
accident qui reste longtemps, parfois indéfiniment local.
Enfin, dans des cas mixtes, ceux que les chirurgiens, avec
R. Volkmann, sont certainement appelés à observer le
plus fréquemment, l'inflammation chronique tuberculeuse,
d'abord localisée à la synoviale ou aux extrémités osseuses
adjacentes à un article, s'étend de proche en proche,
comme par une sorte d'inoculation faite pas à pas aux
tissus voisins. Et un moment peut arriver ou, de localisée
d'abord, puis de simplement extensive qu'elle était, la

tuberculose se répand dans l'organisme sous la forme métastatique et l'envahit tout entier.

Ces trois cas généraux répondent à ce qu'ont observé certains expérimentateurs. Dans le premier cas, se trouvent reproduites les expériences de Max Schüller. Une articulation traumatisée, ou devenue pour une autre cause un lieu de moindre résistance, est le siège de prédilection d'une tuberculose que possède déjà l'organisme, soit à l'état latent, soit autrement.

Dans le second cas, nous sommes en présence d'une inoculation tuberculeuse faite à la synoviale. Suivant l'expression de Klebs, la tuberculose y est non *locale*, mais *localisée*, comme dans les expériences de Hueter où l'injection du virus tuberculeux dans une articulation y déterminait primitivement *d'abord* une synovite fongueuse tuberculeuse. Si, comme Sonnenburg [1], on choisit les sujets vecteurs d'une synovite fongueuse parmi les individus manifestement non tuberculeux déjà par leur poumon, et si l'on détruit, avec les fongosités malades, le foyer de multiplication jusque-là unique du virus tuberculeux, on pourra déterminer l'extinction *ipso facto* de la tuberculose. La démonstration la plus saisissante de cette assertion est l'histoire du malade, amputé pour une tumeur blanche tuberculeuse avérée, et qui, longtemps après, meurt d'endocardite, est autopsié, et ne montre aucun tubercule ni dans ses autres articulations ni dans ses viscères.

Quant aux cas d'extension lente de la tuberculose des synoviales autour de l'articulation, extension se terminant

---

[1] Chez seize adultes et quinze enfants dans ces conditions, on voit que la guérison définitive, d'emblée ou après une récidive, suit l'extirpation des fongosités tuberculeuses (Sonnenburg).

souvent par l'éclosion d'une tuberculose pulmonaire ou généralisée après un long temps, elle rentre aussi dans le cadre connu des évolutions tuberculeuses : c'est l'extension par colonies signalée par Villemin.

Peut-être, dans ces cas d'infection indéfiniment suspendue ou très retardée, interviennent à la fois et la nature du virus, et celle des tissus dans lesquels il évolue et se multiplie, enfin celle du terrain général représenté par l'organisme sur lequel le virus est venu s'insérer. Toutes ces conditions ne sont certes pas aujourd'hui connues ; mais, d'une part, nous en savons assez sinon pour comprendre, du moins pour concevoir la variabilité que l'on observe dans l'évolution et l'extension des synovites tuberculeuses ; d'autre part, nous sommes conduits à ne plus considérer comme nécessaire à leur explication l'hypothèse d'une tuberculose locale ayant son existence individuelle, et n'ayant d'autre lien avec la tuberculose légitime que celui fourni par l'analogie de structure observée entre quelques-unes des édifications anatomiques anormales observées dans les deux cas.

Plus, au contraire, on avance dans la connaissance des synovites fongueuses, plus on a de tendance à les rattacher à la tuberculose proprement dite. En effet, les cas où l'on trouve le tubercule deviennent de plus en plus nombreux, sans autre raison peut-être que la proportion de plus en plus grande des cas où l'on prend le souci de faire un examen histologique attentif. Les cas de synovite tuberculeuse constatée, sorte de curiosités, de 1870 à 1875, deviennent si nombreux à l'époque où écrit Lannelongue (1882) que ce chirurgien distingué n'hésite pas à dire qu'il va falloir faire table rase, et rattacher la tumeur blanche à la tuberculose. Déjà, en 1879, König, examinant des séries de préparations histologiques de fongosités, y trouvait le tubercule 67 fois sur 72. Avec Kiener et Poulet, Maurice Pollosson, l'affirmation de Lannelongue reçoit une confirmation absolue. Dans tous les cas que le professeur Renaut a examinés pour nous, la structure tuberculeuse a aussi été retrouvée. Ces résultats ont, il est vrai, besoin d'être généralisés par de plus nombreuses séries d'examens anatomiques portant sur les synovites fongueuses articulaires et tendineuses; mais dès maintenant, nous pouvons considérer comme extrêmement probable la nature tuberculeuse en général de ces deux affections, et l'existence des lésions tuberculeuses caractéristiques dans la majorité des cas, sinon dans tous, puisqu'on n'a jamais choisi parmi les fongosités qu'on a soumises jusqu'ici à l'analyse histologique.

CHAPITRE V

ÉTIOLOGIE

Lorsque l'on considère les synovites fongueuses articulaires, on reconnaît que leur développement tantôt se fait d'emblée sur la membrane synoviale *(synovite primitive)*, tantôt, au contraire, succède à des lésions des extrémités osseuses qui se propagent jusqu'à elle *(synovite secondaire)*. Volkmann, puis Lannelongue ont pensé que les synovites fongueuses secondaires étaient de beaucoup les plus fréquentes. Chez les enfants, il semble, en effet, en être ainsi; mais, chez les adultes, dans un grand nombre de cas, la maladie débute par la synoviale. Ricard (observation VIII), Cornil, Panas, Bonnet signalent des cas où les lésions occupaient exclusivement la membrane synoviale. De leur côté, Létiévant, Daniel Mollière, Poncet (communications orales) ont fréquemment noté la même localisation des lésions. Cette différence d'origine d'après l'âge des malades peut s'expliquer par ce fait que, chez les enfants, l'activité formatrice ou de développement est principalement concentrée au niveau du cartilage de conjugaison, tandis que, chez les adultes, c'est surtout la synoviale qui joue un rôle dans la nutrition des éléments de la jointure.

Les synovites fongueuses tendineuses, elles aussi, peuvent être primitives ou consécutives. Lorsqu'elles sont secondaires, elles surviennent soit à la suite d'une inflammation chronique simple de la membrane (kystes synoviaux, aï, synovite blennorrhagique, etc.), soit plus ordinairement à la suite de son envahissement par des fongosités venues de la jointure voisine.

A. Causes prédisposantes. — a) *Siège*. — D'après Nélaton, les synovites fongueuses articulaires occuperaient par ordre décroissant de fréquence, les articulations qui suivent : genou, hanche, articulations tibio tarsienne, radio - carpienne, huméro - cubitale, scapulo - humérale, enfin les articulations composées et multipliées du carpe et du tarse. Crocq[1] pense que de toutes les articulations, c'est la hanche qui est le plus fréquemment atteinte. Les néarthroses peuvent être le siège d'affections fongueuses (Bouvier, Richet). Parfois, plusieurs articulations sont prises chez le même sujet. Enfin on a observé des synovites fongueuses chez le fœtus.

Les synovites tendineuses siègent presque toujours sur les tendons du poignet, de la main, du cou-de-pied. En

---

[1] Crocq. *Traité des tumeurs blanches des articulations,* Bruxelles, 1853.

un mot, ce sont les tendons superficiellement situés, qui sont ordinairement atteints par la maladie.

b) *Sexe*. — Les deux sexes sont à peu près également prédisposés aux affections fongueuses articulaires ou tendineuses (Panas). Tout au plus, peut-on faire une légère différence pour le sexe masculin dont les travaux pénibles peuvent favoriser l'éclosion de la maladie.

c) *Age*. — Presque tous les auteurs s'accordent à reconnaître que l'affection appartient plus particulièrement à l'enfance, à la jeunesse. Sur 140 cas d'arthrite fongueuse, Crocq compte 50 enfants de dix ans. Passé trente ans, le nombre décroît rapidement, et, après cinquante ans, les fongosités articulaires deviennent rares. Pour les synovites tendineuses, la jeunesse et l'âge adulte sont les périodes de la vie où elles offrent leur maximum de fréquence. C'est surtout de dix-huit à trente-cinq ans qu'on les observe (Cazanou, Bidard, Paris, Bolognesi). Kyriacou est le seul qui admette, bien à tort selon nous, le peu d'influence de l'âge. On connaît, il est vrai, des exemples chez les individus âgés de 60 à 65 ans (Terrier et Verchère, Augagneur), mais ce sont là des exceptions.

d) *Hérédité*. — L'hérédité exerce une action souvent évidente sur le développement de la maladie. Bonnet cite des cas où l'origine héréditaire est indiscutable, et Panas de son côté, a donné des soins à une demoiselle affectée d'une tumeur blanche du genou, dont la mère avait été coxalgique dans son enfance, dont un oncle maternel avait succombé à une tumeur blanche suppurée du genou, et dont un frère boitait depuis sa naissance.

La transmission héréditaire, si on ne la considère plus seulement dans la lésion locale articulaire, mais bien dans le tempérament et la constitution même du sujet, a une valeur bien plus grande encore. Nous allons voir, en effet, combien cette constitution influe sur le développement des synovites fongueuses.

c) *Tempérament. — Constitution.* — De tout temps on a reconnu que les scrofuleux offraient une prédisposition marquée à l'arthrite fongueuse, et Bonnet a écrit que « le plus souvent les tumeurs fongueuses s'observent chez les malades qui offrent les caractères extérieurs de la constitution scrofuleuse et coexistent avec des lésions de même nature ou des abcès, des tubercules, dans les glandes, dans les os ou dans d'autres articulations ». Il caractérise même la prédisposition des scrofuleux, avec engorgements ganglionnaires, pour les tumeurs blanches, en disant qu'ils sont affectés de « *diathèse fongueuse* ». Cette fréquence des tumeurs blanches chez les scrofuleux est aujourd'hui un fait bien établi, et si l'on se reporte aux derniers travaux qui établissent les relations si intimes de la scrofule et de la tuberculose, on comprendra que la diathèse tuberculeuse soit pour ainsi dire confondue avec la scrofule, au point de vue du développement et de l'évolution des synovites fongueuses.

La faiblesse de la constitution a été invoquée pour expliquer le plus grand nombre d'arthrites fongueuses chez les enfants des villes. Cette assertion est très discutée. Crocq dit, au contraire, que la maladie, en Belgique, est plus fréquente chez les habitants des campagnes. A Lyon, les malades entrant dans les hôpitaux pour des arthrites fon-

gueuses viennent en majorité de la campagne et plus parti-
lièrement des départements pauvres (Haute-Loire, Ardèche).
Les mauvaises conditions hygiéniques suffisent pour donner
l'explication du fait.

Pour les synovites fongueuses tendineuses, l'état scrofuleux des sujets, leur tempérament lymphatique sont
notés dans la plupart des observations. Bidard cependant
puis Follin sont d'avis que la constitution n'a pas d'influence sérieuse. Nous croyons la question résolue aujour-
d'hui en faveur de l'action puissante exercée par l'état
général du sujet.

On a encore signalé comme causes prédisposantes la
menstruation, la grossesse, les pertes séminales, etc. Ces
divers états agissent sans doute par la débilitation générale de l'organisme qu'ils produisent.

B. CAUSES DÉTERMINANTES. — a) *Causes locales.* —
Au premier rang des causes locales, nous devons citer les
traumatismes. Ceux-ci, quelle que soit leur nature : coups,
chutes, entorses, tractions, etc., sont très fréquemment le
point de départ de la lésion fongueuse. Toutefois il semble
nécessaire que le sujet soit, par le fait de sa constitution,
prédisposé à l'affection, qu'il ait la diathèse fongueuse de
Bonnet, pour que les fongosités prennent naissance par
l'effet du traumatisme. Les fongosités étant presque toujours tuberculeuses, le malade devra être en puissance de
cette diathèse ou de la diathèse scrofuleuse qui n'en est
qu'une modalité, pour que l'évolution de tubercules puisse
se faire sous forme fongueuse dans ses synoviales. L'expérience si intéressante de Schüller, à laquelle nous avons
déjà fait allusion, doit être rappelée ici. Cet auteur, on le

sait, après avoir inoculé de la matière tuberculeuse à des animaux, soit par inhalation, soit par injection dans le parenchyme pulmonaire, déterminait un traumatisme plus ou moins violent sur l'une des articulations de l'animal, ordinairement le genou. Sous cette influence, une évolution tuberculeuse se produisait dans la jointure soumise au traumatisme et pas ailleurs. Les lésions, survenues sous l'influence de la violence exercée, ont donc agi en créant un *locus minoris resistentiæ* qui est devenu une sorte de foyer d'appel pour l'éclosion de la maladie, au développement de laquelle l'organisme était déjà préparé. Peut-être aussi doit-on attribuer un rôle à l'épanchement sanguin formé dans l'articulation. Dans ce cas, le sang aurait apporté avec lui les éléments infectieux de la tuberculose, qui se serait alors développée sur place et dans les tissus synoviaux de la jointure ; il s'agirait ainsi d'une auto-inoculation dont le mécanisme est facile à comprendre.

D'après cette expérience, on reconnaît nettement la part du traumatisme, dans la production des lésions fongueuses. C'est probablement de la même manière qu'agissent les traumatismes quelconques pour provoquer le développement des tumeurs blanches chez les individus prédisposés. D'ailleurs, le rôle des violences extérieures n'est aujourd-d'hui mis en doute par personne, et, il y a longtemps déjà, Bazin avait pu dire, à propos de la tuberculose articulaire, que « la tumeur blanche traumatique est une affection scrofuleuse, éveillée par une cause physique, mécanique, un coup, une chute ». Dans les deux observations de synovites tendineuses de Terrier et Verchère, le traumatisme est signalé.

A côté des cas où le traumatisme intervient, il en est d'autres où le développement de la maladie est absolument spontané, qu'il s'agisse d'ailleurs d'une synovite fongueuse primitive ou d'une synovite fongueuse, consécutive soit à des lésions des os, soit à des lésions des gaines tendineuses voisines.

Les propagations inflammatoires venues des parties molles peuvent donner naissance à des arthrites suppurées, et celles-ci, quelle que soit d'ailleurs leur origine, peuvent, à la suite d'un traitement mal dirigé, par exemple, devenir le point de départ d'arthrites fongueuses. Ces cas toutefois sont rares. Ils s'observent, comme Lannelongue et le professeur Verneuil l'ont dit, à la suite des arthrites traumatiques, puerpérales, blennorrhagiques, scarlatineuses, etc. Mais alors, la fongosité est de nature différente ; c'est une fongosité inflammatoire simple fournissant, il est vrai, une quantité variable de pus, mais possédant une certaine tendance à l'organisation que l'on ne retrouve jamais au même degré dans les fongosités vraies, c'est-à-dire dans les fongosités tuberculeuses. Ces fongosités inflammatoires simples ne sont pas autre chose que des bourgeons charnus, plus ou moins gênés dans leur organisation en tissu de cicatrice, comme cela arrive pour les bourgeons charnus ou fongosités qui se développent à côté d'un pois à cautère.

Les synovites fongueuses tendineuses succèdent très fréquemment aussi à des traumatismes qui les atteignent avec une intensité très variable. Les professions, à cet égard, ont une influence de premier ordre. Toutes celles qui exigent des mouvements fréquents des doigts, des orteils, de la main ou du pied produiront nécessairement des glissements répétés des tendons dans leurs coulisses, et il en résultera des tiraillements, une irritation lente mais incessante, qui aboutira en dernière analyse à la lésion fongueuse. C'est ainsi qu'on voit la maladie survenir de préférence chez les pianistes, les couturières, les menuisiers, les serruriers, les tablettiers, etc. ; puis chez les individus qui marchent beaucoup, facteurs, par exemple. Les bergers y sont également très sujets, soit par suite des marches, soit par suite de l'influence des saisons et des refroidissements.

De même que pour les synovites articulaires, on voit aussi les synovites tendineuses survenir à la suite d'inflammations suppuratives aiguës de ces membranes. On a alors les fongosités inflammatoires simples, forme rare et dont les caractères sont ordinairement différents de ceux de la variété ordinaire, c'est-à-dire de la synovite fongueuse tuberculeuse.

On a pensé que les fongosités synoviales tendineuses pouvaient se montrer dans un kyste synovial avec ou sans grains riziformes. Dans ce cas, le kyste, après être resté longtemps avec ses caractères propres, subirait les modifications aboutissant à la production de fongosités. Deville, Michon, Velpeau ont cité des cas qui sembleraient venir à l'appui de cette manière de voir. Cette transformation peut évidemment s'accomplir lorsque, à la suite d'une incision à découvert ou du passage d'un séton, le kyste entre en suppuration. Cooper en a rapporté un bel exemple. Mais, par contre, le développement spontané des fongosités demanderait à être établi sur des observations absolument probantes, car on peut se demander si dans celles qui ont été publiées, l'affection initiale ne représentait pas les premières phases du développement de la maladie fongueuse.

b) *Causes générales.* — Aux différentes causes dont nous venons de faire l'énumération, il convient d'ajouter celles qui font sentir leur action sur l'organisme tout entier et le placent dans des conditions de résistance moindre aux influences pathologiques auxquelles il est plus spécialement prédisposé. L'action du froid, surtout du froid humide, rentre dans cette catégorie. Fréquemment on voit les premiers signes du développement de la synovite fongueuse se montrer après une cause de cet ordre. On s'est demandé si l'impression du froid n'agissait pas en provoquant des manifestations rhumatismales qui, faisant sentir leur influence sur les jointures, placeraient les synoviales dans des conditions sub-inflammatoires propices à l'évolution des fongosités. Cette action, hâtons-nous de le dire, n'est nullement prouvée. Il semble, au contraire, y avoir une sorte d'antagonisme entre les manifestations rhumatismales et les lésions fongueuses ou tuberculeuses des jointures. Le rhumatisme donne lieu aux synovites sèches proliférantes et déformantes, mais n'a pas de tendance à développer les productions charnues, mollasses, qui constituent les fongosités, telles qu'on les rencontre chez les sujets scrofuleux, c'est-à-dire tuberculeux. Dans un cas de Laveran, les lésions des jointures avaient été supposées à leur début être rhumatismales, mais bientôt l'autopsie montrait qu'il s'agissait de synovites tuberculeuses avec granulations disséminées sur toute la surface de la membrane. Daniel Mollière[1], de son côté, a vu

---

[1] D. Mollière. Communication orale

dans un cas à forme rhumatismale identique à celui
de Lavéran, les phénomènes inflammatoires se localiser
dans les deux genoux, ceux-ci devenir bientôt le siège de
productions fongueuses, et enfin entrer en suppuration.
La malade succomba quelque temps après à une tuberculose pulmonaire; mais, à ce moment, les lésions du
genou étaient celles des synovites fongueuses légitimes.
On voit donc ainsi que, dans ce cas, les symptômes d'affection rhumatismale offerts par la malade devaient très
probablement se rapporter à un développement primitif
de tubercules dans les synoviales, donnant lieu par l'irritation de la membrane aux phénomènes habituels du
rhumatisme.

Nous croyons donc que l'influence du rhumatisme
sur le développement des synovites fongueuses, est très
faible, si tant est qu'elle existe.

Les fièvres éruptives sont des causes certaines de manifestations fongueuses articulaires. Après la scarlatine,
la variole, et surtout la rougeole (Bonnet), on a assez
souvent occasion de voir les fongosités se développer
dans les jointures.

D'après ce qui précède, on peut voir que la constitution du sujet est extrêmement importante au point de vue
de l'évolution des fongosités. On peut même dire que cette
cause prime toutes les autres, et c'est, en effet, d'après
les idées généralement admises aujourd'hui, par l'impré-
gnation tuberculeuse du malade, dont la scrofule n'est
probablement qu'une modalité particulière, que les fongosités des synoviales, tuberculeuses elles aussi presque
toujours, arrivent à se produire. Dans tous les cas, les
divers traumatismes dont nous avons montré le mode

d'action et l'influence resteront une cause déterminante
puissante, qui appellera la localisation tuberculeuse vers
la jointure ou la gaine tendineuse, sur laquelle ils auront
fait sentir leurs effets.

CHAPITRE VI

§ 1. *Symptomatologie.* — Les symptômes que l'on peut observer dans les synovites fongueuses, soit articulaires, soit tendineuses, sont, les uns locaux, les autres généraux. Les premiers, d'ailleurs, varient beaucoup, suivant que l'on considère les synoviales articulaires ou les synoviales tendineuses. Nous les examinerons donc successivement dans deux paragraphes différents.

A. Phénomènes locaux. — 1° *Synovites fongueuses articulaires.* — a) *Période de début.* — Le début des synovites fongueuses articulaires a généralement lieu d'une manière lente, insidieuse, et par des poussées se produisant à longue échéance. Cependant il n'en est pas toujours ainsi et l'on peut voir parfois la maladie débuter d'une manière brusque en offrant les symptômes d'une affection rhumatismale aiguë polyarticulaire, telle qu'on

put l'observer dans le cas de Laveran, où la poussée tuber-
culaire se fit à la fois dans les synoviales et dans d'autres
tissus (séreuses, poumons). D'autres fois, les phénomènes
sont ceux de l'arthrite aiguë (observ. IV de Pollosson).
Dans une deuxième forme, le début, brusque également,
aura lieu par suite de l'ouverture dans l'articulation d'un
foyer tuberculeux des épiphyses osseuses (Volkmann,
Lannelongue). Cette double origine imprimera d'ailleurs à
la maladie des caractères particuliers. La tuberculose
aiguë primitive des synoviales sera confondue la plupart
du temps avec un rhumatisme aigu ou subaigu, tandis que
l'invasion de cette membrane par des produits tuberculeux
formés dans les extrémités des os aura été précédée des
symptômes propres aux développement de la tuberculose
dans les épiphyses. Nous ne saurions insister longuement
sur cette forme aiguë secondaire de l'affection qui crée
véritablement un type à part, se confondant plutôt avec
l'histoire des tumeurs blanches qu'avec celle des fongosités synoviales proprement dites.

Dans la forme lente, la seule que l'on ait pour ainsi
dire occasion d'observer, les malades se plaignent au
début d'une sensation de pesanteur dans le membre. Si la
maladie siège sur les membres inférieurs, la marche devient
paresseuse, les sujets qui en sont atteints traînent la jambe
plus ou moins, prennent la démarche du maquignon
(Panas), ou se tournent le pied en marchant. A ce moment
déjà, il existe ordinairement des douleurs, douleurs
sourdes, profondes, peu intenses, qui, tantôt sont plus
vives au commencement de l'exercice, et s'atténuent par sa
continuation, tantôt, au contraire, s'exagèrent à mesure
que les mouvements se prolongent et cessent sous l'influence

du repos. Non seulement ces douleurs se font sentir au niveau de l'articulation dont la synoviale va être le siège du développement de fongosités, mais elles se propagent encore à distance et généralement à l'articulation située au-dessous. Ce symptôme, il est vrai, a été noté plus spécialement dans les tumeurs blanches véritables, c'est-à-dire dans l'affection fongueuse de tous les éléments de la jointure. Mais comme on le rencontre souvent chez les adultes, où le début de la maladie, ainsi qu'on le sait, a fréquemment lieu par la synoviale, il est rationnel de penser qu'il existe aussi dans le cas où les fongosités siègent exclusivement sur cette membrane. Ce serait là, nous devons le reconnaître, un point très important à établir d'une manière indiscutable et sur des données certaines, car sa constatation permettrait de réfuter au moins l'une des causes invoquées pour donner l'explication de cette propagation de la douleur à distance, c'est-à-dire de la propagation par l'intermédiaire du tissu osseux. On a pensé, en effet, que cette douleur pouvait s'expliquer de différentes manières. Autrefois on l'attribua à la sympathie, c'est-à-dire à quelque chose de vague que l'on serait plutôt aujourd'hui disposé à rattacher aux phénomènes nerveux à distance. Rust et le professeur Richet la placèrent sous la dépendance d'une propagation inflammatoire à la diaphyse de l'os et à l'articulation subjacente. Cette opinion a été combattue en montrant d'une part que la propagation inflammatoire à l'os devrait s'effectuer aussi bien suivant une direction ascendante que descendante, et que, par conséquent, les irradiations douloureuses devraient exister aussi souvent sur l'articulation située au-dessus que sur celle située au-dessous de l'articulation siège primitif du mal. Or, c'est là un signe qui ne se rencontre presque jamais. D'autre part, la propagation inflammatoire à l'os devant être d'autant plus énergique que la lésion fongueuse articulaire est plus ancienne, la douleur propagée devrait augmenter, elle aussi, avec l'ancienneté de la maladie. Les professeurs Panas et Ollier ont montré qu'il n'en était rien, et que la douleur propagée, vive au début, s'atténuait plus tard et finissaitt par disparaître. Thompson invoqua la névrite de voisinage, laquelle déterminerait, comme dans les cas de névralgie des douleurs plus vives dans les points où le nerf passe de la profondeur à la superficie. Enfin, Jamain et Terrier, après avoir constaté que cette douleur s'observe presque exclusivement à la suite de coxalgie, ont pensé qu'elle était sous la dépendance de tiraillements produits au niveau de l'interligne articulaire fémoro-tibial, par suite de l'immobilisation de la hanche. On voit par là que la cause véritable de ces douleurs n'est pas encore absolument précisée et qu'elle appellerait de nouvelles recherches.

Au niveau de l'articulation siège du mal, la *douleur* est variable comme intensité ; dans des cas exceptionnels, elle est assez vive, mais plus ordinairement elle reste modérée. Les mouvements, la pression l'exagèrent, mais dans le cas où les extrémités osseuses sont saines, la propulsion violente de ces extrémités l'une contre l'autre par un choc brusque sur l'extrémité du membre ne les augmente pas si la synoviale seule est malade, tandis que l'inverse a lieu quand les os sont eux-mêmes envahis.

En même temps que la douleur, se montre le *gonflement*, parfois même il la précède. Ce gonflement se manifeste d'abord dans les points où la synoviale est recouverte par une faible épaisseur de tissu; plus tard, il peut se montrer sur tout le pourtour de l'articulation. Sa marche n'offre rien de régulier : tantôt il s'accroît lentement, tantôt, au contraire, procède par poussées brusques. La déformation du membre, qui en est la conséquence, varie suivant les articulations que l'on considère, et l'on comprend que dans cette étude générale nous ne puissions indiquer l'aspect pris par chacune d'elles en particulier.

La palpation permet de reconnaître un *empâtement* des tissus à la fois articulaires et péri-articulaires. A cet empâtement, succède bientôt une mollesse spéciale, celle que donnent les fongosités et qui correspond à une sensation de *fausse fluctuation*. Parfois aussi, en même temps que les fongosités se développent, un épanchement articulaire se produit et donne lieu à une fluctuation vraie, se distinguant de la fausse par ce caractère qu'elle se transmet de l'un des bords articulaires au bord opposé.

La *crépitation* qui se montre de temps à autre au début, cesse en général de se produire lorsque les fongosités ont pris naissance et ont envahi les surfaces cartilagineuses. Les mouvements communiqués qui permettent de la percevoir font presque toujours naître des douleurs.

En même temps que se montre ces divers symptômes, on voit survenir dans les membres des *attitudes vicieuses*. Celles-ci, généralement peu prononcées au début, deviendront de plus en plus accusées dans la suite. D'une manière générale, les membres se placent dans la demi-flexion, et l'on a fait intervenir des causes nombreuses pour expliquer cette déviation. Hunter le premier les attribua, comme il l'avait fait pour la douleur, à la sympathie, action non déterminée et que l'on remplace aujourd'hui par la notion de l'effet réflexe, sur laquelle nous aurons à revenir. Bonnet, en faisant des injections forcées dans les articulations, vit dans la plupart des cas le membre se placer dans la même situation qu'il présentait lorsque l'articulation était le siège d'inflammation fongueuse, et il crut pouvoir conclure de ses expériences que l'attitude vicieuse correspondait à la position du membre qui donnait à la synoviale sa capacité maxima. B. Bell fit intervenir le relâchement instinctif donné par les malades à leurs synoviales articulaires afin d'éviter les tiraillements et les douleurs. Contre cette dernière opinion, nous pouvons immédiatement faire remarquer que, dans nombre de cas, ainsi que tous les chirurgiens ont eu occasion de l'observer, il suffit de redresser le membre et de le rendre à sa direction normale pour que les douleurs arrivent immédiatement à cesser. Cette simple remarque suffit pour renverser la théorie de Bell. Quant au rôle de l'épanchement articulaire de Bonnet, il est également très discutable. On sait, en effet, que dans les affections articulaires caractérisées par une accumulation lente de liquide à l'intérieur de l'articulation, dans les hydarthroses, par exemple, il n'y a pas d'attitude vicieuse du membre. Il faut donc nécessairement attribuer une part importante aux phénomènes inflammatoires dans la production de ce symptôme, et l'on a pensé que l'irritation des nerfs sensitifs du voisinage pouvait déterminer par action réflexe une contracture des muscles de la région, ayant pour conséquence la production de la déviation. La prédominance d'énergie des fléchisseurs sur les extenseurs peut d'ailleurs expliquer pourquoi le membre se place dans une demi-flexion. Cette conception semble, en effet, avoir pour elle de grandes chances d'exactitude ; cependant, il est peut-être bon de signaler que la propagation inflammatoire au tissu cellulaire périarticulaire, aux muscles de la région, peut à son tour amener un certain degré de rétraction de ceux-ci, et plus tard leur transformation fibreuse. Quoi qu'il en soit, le phénomène est fréquent, plus accusé aux membres inférieurs qu'aux supérieurs.

b) *Période d'état.* — Dans cette période, la maladie déjà fixée sur la synoviale va poursuivre son évolution et amener une exagération des symptômes déjà signalés.

A l'empâtement du début, au gonflement qui en était la conséquence, va succéder une tuméfaction beaucoup plus marquée. Celle-ci, se faisant surtout dans les points où la résistance est faible, déterminera l'apparition de saillies, à contours tantôt lisses et réguliers, tantôt, au contraire, plus ou moins bosselés. Pendant que s'effectue ce travail évolutif, les douleurs souvent s'atténuent dans une certaine mesure, plus particulièrement dans leur zone d'irradiation. C'est ainsi que les douleurs ressenties dans l'articulation située au-dessous de celle qui est le siège du travail pathologique diminueront peu à peu d'intensité et pourront même disparaître complètement. Rien de plus variable d'ailleurs que les caractères, l'acuité et la persistance de ces douleurs. Elles sont sous la dépendance à la fois du travail inflammatoire et de l'impressionnabilité propre du malade. Chaque fois que survient une végétation rapide des fongosités synoviales, les douleurs s'exaspèrent, puis elles se calment lorsque la poussée fongueuse subit un temps d'arrêt. Il y a de ce chef de telles variétés qu'il est impossible de les comprendre toutes dans une même des-

cription. Nous nous bornons donc à signaler ces différences, à indiquer qu'à côté de cas où les douleurs sont
vives et persistantes, il en est d'autres, au contraire, où
la sensibilité douloureuse de la région est à peine
accusée.

Tandis que pendant toute la période de début, la peau
conservait, à peu de chose près, ses caractères normaux,
nous la voyons progressivement prendre un nouvel aspect.
Elle est ordinairement plus pâle, plus sèche, comme
amincie, et laisse voir par transparence des dilatations
veineuses plus ou moins marquées dans le tissu cellulo-
graisseux sous-jacent. La main placée sur les téguments
perçoit rarement une augmentation de la température
locale. Celle-ci cependant existe dans certains cas, et le
thermomètre permet de la constater. En même temps que
ces divers phénomènes se produisent, on voit survenir des
troubles très accusés dans la nutrition de tout le membre.
Ces troubles de nutrition ont pour conséquence une atrophie très marquée dont on trouvera des exemples dans la
thèse de Mondan [1], faite sous l'inspiration du professeur
Ollier. Cette atrophie attribuée parfois à l'immobilité à
laquelle est soumise le membre, doit reconnaître une autre
cause, car, dans aucune affection immobilisant une jointure,
on ne la voit survenir aussi rapidement et avec un degré
aussi prononcé. Nous ne parlons ici bien entendu que
des atrophies se montrant chez les individus ayant
atteint le terme de leur croissance. Valtat [2], dans un travail

---

[1] Mondan. *Recherches expérimentales et cliniques, sur les atrophies des
membres dans les affections chirurgicales.* Th. de Lyon, 1882.

[2] Valtat. *De l'atrophie musculaire consécutive aux maladies des articulations.* Th. de Paris, 1877.

très bien fait, invoque l'action réflexe qui réagit sur la nutrition générale des muscles et aboutit à leur dégénérescence graisseuse et à la diminution progressive de leur volume. Nous nous contentons d'indiquer ici cette atrophie. Ce serait sortir des limites de notre sujet que de vouloir l'étudier dans ses détails. D'ailleurs, il faudrait l'envisager spécialement au point de vue de sa production dans le cas de lésions limitées à la synoviale, et cette distinction n'a pas, à notre connaissance, été faite jusqu'à présent.

c) *Période de suppuration ou de réparation.* — Les fongosités en prenant en certains points un développement exagéré peuvent subir en même temps une transformation purulente plus ou moins complète. Le résultat de ce travail dégénératif aboutit à la formation d'abcès dont le siège peut être, soit à l'intérieur même de la cavité de l'article (abcès intra-articulaires), soit, au contraire, en dehors de celle-ci (abcès péri-articulaires). Dans les deux cas, la formation de la collection purulente est annoncée par un redoublement des douleurs, ou par la manifestation de phénomènes généraux dont nous parlerons plus loin. L'existence d'abcès péri-articulaires peut s'expliquer de deux manières : soit par le développement de fongosités ou de tubercules en dehors même de l'articulation, soit par la violence exagérée de l'inflammation de voisinage qui se manifeste dans le tissu cellulaire sous-synovial. En raison de la situation de ces foyers purulents dans un point plus rapproché de la cavité articulaire que de la surface des téguments, ils auront une grande tendance à s'ouvrir ultérieurement dans la cavité de l'article et à mélanger leur contenu avec celui renfermé dans l'intérieur de l'articulation. Cette évolution sera favorisée par la destruction incessante qu'opèrent les fongosités synoviales sur les tissus de la région.

Lorsque des collections purulentes se seront ainsi formées, elles amèneront peu à peu, une distension de plus en plus grande des téguments, détermineront de dedans en dehors une ulcération progressive de ceux-ci, et seront aidées dans leur marche envahissante par l'extension et le bourgeonnement des fongosités qui accompagnent le liquide, dissocient les tissus et préparent la voie pour une perforation des téguments.

L'établissement de trajets fistuleux, qui est l'aboutissant de ce travail, s'annonce par un soulèvement limité des téguments qui deviennent rouges, présentent les phénomènes d'une inflammation vive, et donnent en ce point une fluctuation généralement bien accusée, indice de la perforation qui va se produire. Le nombre des fistules varie ; mais, lorsque celles-ci s'établissent, l'affection en général n'est plus limitée à la synoviale, mais s'est propagée à tous les éléments de la jointure : la tumeur blanche s'est produite.

Dans leur marche envahissante, les fongosités et le pus dont elles sont l'origine peuvent faire irruption dans les gaines tendineuses voisines. Il en résulte alors une synovite tendineuse secondaire dont nous avons déjà indiqué plus haut l'existence. Ces synovites secondaires s'observent surtout au niveau du poignet ou du cou-de-pied.

Les trajets fistuleux une fois établis peuvent ou bien persister indéfiniment, ou bien arriver à s'oblitérer. Dans ce dernier cas, une transformation fibreuse se produit dans les tissus fongueux et la guérison a lieu avec formation d'une ankylose plus ou moins complète.

La fongosité ne suit pas toujours la transformation purulente. Maurice Pollosson, dans son intéressant travail, a montré que des fongosités simples peuvent exister à l'état de mélange avec les fongosités tuberculeuses. Il a fait voir aussi que des fongosités synoviales tuberculeuses examinées chez le même malade à diverses périodes d'évolution de l'affection pouvaient offrir une décroissance manifeste dans le nombre de leurs follicules tuberculeux. Parallèlement à cette modification dans la structure, on voyait le stroma de la fongosité évoluer vers le tissu fibreux et s'organiser en faisceaux conjonctifs de plus en plus développés. L'anatomie pathologique indique donc ainsi que la fongosité peut ne pas entraîner fatalement la suppuration, mais présenter un processus de guérison par un travail semblable à celui que l'on observe dans les nodosités fibreuses de la tuberculose. Cliniquement il est possible de constater ce résultat et l'on voit parfois, sous l'influence d'un traitement convenable, les fongosités synoviales subir, après une période plus ou moins longue un rétrogradation progressive, une diminution de volume, une condensation, et finalement la guérison est obtenue avant que la suppuration se soit fait jour à l'extérieur.

Cette évolution peut s'observer à une période variable du développement de l'affection, si elle survient peu de temps après le début, la guérison s'obtiendra, et en raison des lésions initiales peu accusées de la membrane synoviale, on pourra avoir retour complet des fonctions du membre, *restitutio ad integrum*. Cette terminaison, hâtons-nous de le dire, est extrêmement rare, et les auteurs qui en parlent la donnent plutôt comme une hypothèse que comme un fait absolument démontré. On peut toujours, en effet, dans de semblables cas, se demander, en l'absence de toute vérification directe, s'il y a réellement eu des fongosités tuberculeuses de la synoviale, ou bien si l'on a eu simplement affaire soit à une synovite plastique simple, soit même à une péri-arthrite.

Dans des cas plus nombreux, la transformation fibreuse des fongosités ayant lieu à une période plus avancée du développement de l'affection, la guérison sera nécessairement suivie d'une limitation plus ou moins grande des mouvements, d'un degré d'ankylose variable. Enfin, après la période de suppuration, l'ankylose de guérison pourra amener une soudure des extrémités osseuses et l'abolition complète de tout mouvement dans la jointure.

Tandis que les fongosités envahissent et détruisent, elles atteignent les ligaments latéraux, les capsules articulaires, elles les pénètrent, les dissocient et les sectionnent plus ou moins complètement. Il en résulte que l'on peut obtenir à certains moments des mouvements anormaux dans l'articulation, tels, par exemple, que des mouvements de latéralité, s'il s'agit de l'articulation du genou. La destruction des moyens d'union des extrémités articulaires peut être assez complète pour que des luxations pathologiques se produisent, mais ici encore ces déplacements supposent la plupart du temps des lésions extrêmement prononcées, occupant non seulement la synoviale, mais également les autres éléments de l'articulation.

Lorsque les fongosités synoviales succéderont à d'autres affections de l'articulation (arthrite aiguë ou chronique), les signes de ces dernières auront naturellement été observés avant ceux de la maladie fongueuse ; ces symptômes, tels que nous venons de les indiquer d'une manière générale se rapportent à la majorité des cas, mais peuvent varier soit dans leur chronologie, soit dans leur intensité. On doit d'ailleurs tenir compte des conditions dans lesquelles se montre la maladie fongueuse de la synoviale, et Ricard[1], avec très juste raison, a considéré quatre forme cliniques principales de l'affection :

1° Tuberculisation articulaire accompagnant la gra-nulie ;

2° Tuberculisation articulaire compliquant la phtisie pulmonaire chronique ;

3° Tuberculisation articulaire compliquant la tuberculose osseuse ;

4° Tuberculisation articulaire primitive.

Nous avons eu surtout en vue cette dernière forme dans l'énumération des symptômes précités, et nous avons dû la considérer en tant qu'elle se montrait d'emblée sur la synoviale. Dans les autres formes, les symptômes locaux, tout en restant peu différents, sont néanmoins dominés, surtout dans les deux premières, par un ensemble de phénomènes généraux dépendant eux-mêmes de la tuberculose organique. Ces symptômes généraux qui peuvent se rencontrer également avec des caractères à peu près identiques dans les cas de synovites fongueuses tendineuses pourront être simultanément décrits pour les deux variétés de synovites, lorsque les phénomènes locaux de ces dernières nous seront connus.

_____

[1] Ricard. *Contribution à l'étude de la tuberculose des synoviales articulaires.* Thèse de Paris, 1881.

2° *Synovites fongueuses tendineuses.* — Le début de l'affection fongueuse des synoviales tendineuses, est encore plus insidieux que celui de leurs analogues articulaires. C'est à peine si les malades peuvent indiquer avec quelque préci- sion l'époque à laquelle la maladie a manifesté ses premières phases de développement. Aussi Bidard, insistant sur ce point particulier, dit que « le début de cette affection ne se révèle pas par des signes tranchés; elle arrive ordinairement à un développement avancé avant que les malades y fassent attention ». Les premiers phénomènes dont ils conservent le souvenir sont ordinairement une *gêne des mouvements,* une certaine maladresse, un défaut de force qui ne leur permet point, s'il s'agit des membres supérieurs, de serrer énergiquement les objets; pour les membres inférieurs, ils se plaignent d'une paresse dans la marche, d'une fatigue prompte, etc. Il est remarquable toutefois que de véritables douleurs font à peu près constamment défaut, non seule- ment dans les phases initiales de l'affection, mais encore à des périodes avancées de son développement. Tout se passe pour ainsi dire silencieusement jusqu'au moment où l'on voit succéder à la gêne fonctionnelle une tuméfaction de la région avec empâtement plus ou moins étendu.

Cette *tuméfaction* se traduit par un gonflement limité, tout à fait caractéristique en ce sens qu'il reproduit la disposition et la direction de la gaine tendineuse. Aux membres supérieurs, par exemple, le gonflement affectera une direction longitudinale, parallèle à l'axe de l'avant- bras ou des doigts. Au cou-de-pied, la direction en sera curviligne à concavité antérieure, embrassant la partie postérieure de la malléole externe et donnant ainsi en relief le trajet exact des coulisses des péroniers. Au début, ce gonflement forme une tumeur à surface lisse, régulière, sans bosselures. Cependant il a de la tendance à se prononcer davantage dans les points où la gaine tendineuse est moins solidement bridée par les tissus qui l'entourent. Ainsi, par exemple, au poignet, le ligament antérieur du carpe extrêmement résistant opposera pendant longtemps une résistance énergique et la tumeur prendra la forme en bissac si fréquemment observée chaque fois qu'il s'agit d'une distension des gaines tendineuses par un produit quelconque, comme cela a lieu notamment dans les kystes à grains riziformes. L'étranglement des gaines par les tissus ambiants sur certaines parties de leur trajet explique encore pourquoi le gonflement, en se prononçant davantage, pourra le faire d'une façon irrégulière, en donnant naissance à des bosselures multiples. Si les fongosités de la gaine se développent surtout dans ses parties profondes subjacentes au tendon, ce tendon dessinera à leur surface une sorte de gouttière en les rejetant vers chacun de ses bords où elles forment un relief considérable. La tuméfaction en général est plus accusée vers le milieu de la gaine; de là elle s'atténue progressivement, s'effile et prend l'apparence d'un fuseau. Généralement elle occupe la plus grande partie de la gaine, mais cela n'a pas toujours lieu au début. Terrier et Verchère ne l'ont pas vue dépasser une longueur de 4 à 5 centimètres.

Un caractère important de la tumeur ainsi produite, c'est sa *mobilité*. Au début, on peut saisir la tumeur entre les doigts et lui imprimer aisément des mouvements de latéralité, c'est-à-dire des déplacements dans un sens perpendiculaire à l'axe du tendon. Tout déplacement suivant l'axe même du tendon est à peu près impossible à produire artificiellement, mais on peut le constater si l'on vient à dire au malade de contracter les muscles auxquels correspond le tendon dont la gaine est le siège de la maladie. Dans ce cas, en plaçant la pulpe des doigts sur la surface de la tumeur, on voit celle-ci éprouver un mouvement de va-et-vient, subir des oscillations dans le sens même où le tendon entraîne les segments du membre. La peau glisse à la surface de la tumeur et peut, dans les premières périodes, en être isolée par le pincement qui permet la formation d'un pli.

La *consistance* de la tumeur est variable ; assez ferme au début, rénitente, élastique, elle se modifiera plus tard, et lorsque les fongosités, par leur bourgeonnement, donneront lieu aux bosselures, produiront une certaine quantité de pus et se porteront progressivement vers les téguments, on verra se manifester d'abord une mollesse particulière donnant la sensation de la fausse fluctuation, puis, plus tard, on rencontrera des points où une fluctuation manifeste décèlera la présence de petits foyers purulents. L'élasticité ne peut ici être confondue en aucune façon avec des mouvements d'expansion. D'ailleurs on ne constate jamais ni battements, ni crépitation, ni transparence. Dans tous les cas, la tumeur est irréductible.

Les *douleurs*, comme nous l'avons dit, sont presque toujours fort peu prononcées. La plupart du temps, les malades n'en accusent aucune. Cependant on les voit parfois survenir au niveau même de la tuméfaction, et cette apparition coïncide, soit avec un traumatisme de la région soit avec une poussée inflammatoire se faisant en un point quelconque des fongosités et aboutissant à la formation d'un petit foyer purulent. Comme dans les synovites fon-

gueuses articulaires on a pu noter des douleurs irradiées :
le cas est signalé par Bidard. Mais, chose remarquable,
ces irradiations douloureuses se sont presques toujours
montrées aux membres supérieurs, sauf dans les cas de
Bouilly (obs. I) et de Tédenat[1], où elles furent constatées
au membre inférieur, et, bien loin de se faire sentir dans
les points situés au-dessous de la tumeur, elles suivaient,
au contraire, une marche ascendante et siégeaient à
l'épaule, par exemple, s'il s'agissait d'une tumeur de la
région du carpe, au genou, dans la synovite fongueuse
des péroniers. Il est fort difficile actuellement, en raison
du petit nombre de faits, de donner une explication de cette
particularité ; elle doit rentrer dans la catégorie des sensa-
tions associées, mais c'est là tout ce que nous pouvons dire
à son sujet. Les douleurs dont se plaint le malade, au
niveau de la tuméfaction elle-même, sont exaspérées par
les pressions, les mouvements, etc.

A côté des phénomènes douloureux, nous devons indiquer
l'abolition possible de la sensibilité tactile, les *anesthésies*.
Bidard, dans un cas de synovite fongueuse palmaire, a
constaté l'insensibilité des trois derniers doigts. Cette
insensibilité d'ailleurs disparut assez promptement sous
l'influence des vésicatoires. Kyriacou, dans un cas, observa,
au contraire, une *hyperesthésie* de la surface de la tumeur
et la vérifia à différentes reprises par l'épreuve de l'épingle.
Ces divers phénomènes tiennent sans doute à une propagation de l'inflammation aux nerfs du voisinage, dont
l'irritation modérée entraîne une suractivité fonctionnelle

[1] Raynier. *Essai sur les localisations tuberculeuses dans les synoviales tendineuses*. Thèse de Montpellier, 1882.

(hyperesthésie), tandis que la persistance de l'inflammation détermine une abolition des fonctions (anesthésie).

La *peau* de la région subit des modifications importantes. Tant que le développement de la tumeur est modéré, elle conserve ses caractères normaux. Mais bientôt les bourgeons fongueux se propagent au tissu cellulaire, soulèvent les téguments en effaçant les plis de flexion et les plis papillaires qu'ils présentent. Puis la saillie devenant plus considérable, la peau s'amincit, se soulève de distance en distance sous forme de mamelons ou de nodosités violacées ou bleuâtres à surface irrégulière, bourgeonnante. Tantôt ces nodosités sont séparées par des intervalles de peau saine; tantôt, au contraire, elles sont portées sur une base d'intumescence commune, sur laquelle l'apparition ultérieure et successive de bourgeons secondaires donnera naissance à une masse mamelonnée, comparable, dans son aspect, à celui des scories. En même temps que se produit cette végétation exubérante de la tumeur, un développement veineux se manifeste également tout autour des bosselures et même à une certaine distance d'elles. Les veines dilatées forment des lignes bleuâtres. Les progrès de l'affection, abandonnée à elle-même, vont aller en s'accusant davantage. Non seulement l'extension se fait vers les téguments qui, à partir du moment où ils sont envahis, perdent leur mobilité sur les parties sous-jacentes, mais elle a lieu aussi vers les parties profondes. Le résultat de cette propagation sera d'abord l'abolition du déplacement transversal de la tumeur, de sa mobilité sur les tissus qu'elle recouvre, puis ultérieurement on pourra avoir envahissement des articulations voisines et synovite fongueuse secondaire de ces dernières. Cette invasion articulaire, signalée déjà par Bonnet, a depuis été vérifiée par un certain nombre de chirurgiens.

La distension des téguments se poursuivant, il arrivera un moment où leur perforation aura lieu. Par l'orifice, on verra sourdre une quantité variable, mais généralement peu abondante, d'un liquide séro-purulent non fétide, et après cet écoulement les fongosités viendront elles-mêmes faire hernie à travers l'ouverture en donnant naissance à des masses charnues, mollasses, tantôt pâles, tantôt violacées, qui empiéteront peu à peu sur les téguments et auront de la tendance à saigner sous l'influence des frottements. Les trajets fistuleux qui peuvent se montrer en nombre multiple, à distance les uns des autres, se réunissent souvent plus tard, et toute la surface des téguments est ainsi transformée en un amas de végétations fongueuses souples, dépressibles, conservant assez souvent l'empreinte du doigt par suite d'une sorte de gonflement œdémateux. Parfois les fongosités exposées au contact de l'air se détruisent partiellement et laissent à leur suite une ulcération ayant la couleur et l'aspect de la chair de jambon (Terrier et Verchère).

Avant même que la maladie soit parvenue à un degré aussi avancé, on remarque presque toujours une *atrophie du membre* (Bidard, Kyriacou, etc.) qui, en raison de l'immobilité peu prononcée, qu'entraîne la maladie pour le membre, doit être mise sur le compte de l'effet réflexe invoqué par Valtat.

Bien que la *gêne fonctionnelle* n'atteigne qu'une portion limitée du membre, celle dont les segments sont mis en mouvement par les tendons correspondant aux gaines envahies, cependant les phénomènes observés sont parfois assez accusés. C'est ainsi que la tumeur siégeant sur les gaines des fléchisseurs des doigts, ceux-ci se fléchiront peu à peu vers la face palmaire et ne pourront, même dans les mouvements communiqués, être complètement ramenés à la rectitude. Dans le cas où la lésion siégerait sur les exten-seurs, l'inverse aurait lieu : la flexion serait, soit incomplète, soit impossible. Au pied, les attitudes vicieuses et les déviations seront en rapport avec le siège de l'affection. Parfois le tendon ne reste pas intact au milieu des masses fongueuses. Nous avons déjà cité des cas où sa continuité était interrompue, et où il avait été sectionné par les fongosités. On pourrait croire que cette section pathologique du tendon devrait permettre de ramener artificiellement les doigts ou les extrémité des membres, dans leur situation normale. Il n'en est rien. Les bouts du tendon font corps avec la masse fongueuse, et lorsque l'on cherche à corriger la déviation, on éprouve bientôt de la résistance et l'on voit une traction et une dépression être produites sur la tumeur fongueuse par le bout inférieur du tendon tiraillé. Un signe peut indiquer la solution de continuité du tendon ; il est fourni par l'exploration électrique du muscle correspondant. Dans le cas où le tendon a conservé son intégrité, la contraction électrique du muscle provoque des mouvements dans les segments des membres auxquels vient aboutir le tendon ; dans le cas contraire, aucun mouvement n'est produit, et l'on aperçoit seulement une dépression sur la masse fongueuse par les tractions qu'exerce sur elle le bout supérieur du tendon qui se continue avec les fongosités.

Si l'on fait la *ponction exploratrice* de la tumeur fongueuse des gaines, il est rare que le trocart puisse ramener autre chose qu'un peu de sang. La pointe de l'instrument d'ailleurs n'est pas libre dans une cavité ; on ne peut la faire mouvoir, et l'on sent qu'elle est plongée au milieu des amas fongueux bourgeonnants. Quelquefois, mais exceptionnellement, le trocart, plongeant dans une petite cavité purulente, ramène quelques gouttes de liquide, mais l'écoulement s'arrète bientôt.

La maladie, arrivée même à un développement très avancé, retentit rarement sur le système lymphatique. Il est exceptionnel de trouver un *engorgement ganglionnaire*. Encore dans les cas où celui-ci a été noté, il avait souvent précédé le développement de la fongosité tendineuse, et était l'expression de l'état scrofuleux du sujet.

B. PHÉNOMÈNES GÉNÉRAUX. — Ces phénomènes sont communs aux deux variétés de synovites, mais ils sont beaucoup plus fréquents dans les synovites fongueuses articulaires que dans les tendineuses. Il est remarquable, en effet, de voir combien les fongosités des synoviales articulaires, par leur tendance à se propager à toutes les parties constituantes de l'articulation de façon à donner naissance à l'arthrite fongueuse, retentissent plus promptement et plus énergiquement que les autres sur l'économie tout entière.

La *fièvre* qui a été observée dès le début des synovites articulaires fongueuses tuberculeuses (forme rhumatismale) n'a pas été signalée dans le premières périodes de développement des synovites fongueuses tendineuses. Plus tard, dans l'une et l'autre affection, les phénomènes fébriles peuvent être sous la dépendance soit de l'évolution locale de la maladie, soit, au contraire, de l'apparition de lésions organiques tuberculeuses. Chaque fois qu'une poussée inflammatoire aura lieu au sein ou au voisinage de la masse fongueuse, des phénomènes fébriles pourront se montrer. Ils consisteront tantôt en une fièvre modérée, avec périodes d'apyrexie, tantôt, au contraire, en un état fébrile continu avec température assez élevée. Le degré, le caractère de la fièvre seront naturellement en rapport ou bien avec l'étendue de l'abcès qui doit se former, ou bien avec la complication érysipélateuse dont les trajets fistuleux cutanés sont parfois le point de départ. On connaît d'ailleurs le danger particulier que présente au point de vue des poussées érysipélateuses l'exploration de ces trajets avec un stylet, lorsqu'on veut s'assurer de l'état d'intégrité ou d'envahissement des os voisins. Les frissons, la céphalalgie accompagnent presque toujours la fièvre. Si les phénomènes fébriles sont sous la dépendance d'une complication locale, ils n'auront qu'une durée transitoire, courte ; leur conti-nuité, leur persistance sera presque toujours en rapport avec des lésions tuberculeuses des poumons, et l'hecticité, dans ce cas, sera le dernier terme de·la maladie.

Il n'est pas nécessaire qu'il y ait une évolution tuber·culeuse dans les organes pour que le malade soit amené au dernier degré du marasme. L'abondance de la suppura-tion, les fusées purulentes à distance, peuvent à elles seules déterminer de l'anorexie, des diarrhées rebelles, une émaciation progressive, à la suite desquelles le malade peut succomber. On a constaté fréquemment dans les der-nières périodes de la maladie un œdème des membres inférieurs, et parfois à l'autopsie, on a trouvé une dé-générescence amyloïde des reins. Enfin, lorsque la maladie nécessite le décubitus dorsal, des eschares au sacrum ont pu se produire et devenir une complication.

§ 2. *Marche, durée, terminaisons.* — A part, les cas rares de synovites articulaires tuberculeuses aiguës dont l'évolution est rapide, les autres formes marchent avec lenteur et il faut généralement plusieurs années avant que l'on soit arrivé à la période de réparation ou de marasme. Il y a cependant à cet égard des différences à établir, et l'on voit parfois des synovites fongueuses aboutir promptement à la suppuration et à la destruction des éléments de l'articulation. La marche des fongosités synoviales articulaires ne saurait nous arrêter longtemps. Par leur tendance à l'extension, elles dépassent plus ou moins promptement les limites de la membrane synoviale et envahissent les os où nous n'avons pas à les suivre. Quoi qu'il en soit, la maladie peut se terminer soit par la guérison, soit par la mort.

La guérison, lorsqu'elle est obtenue, comme nous l'avons dit déjà, dans les premières périodes de la maladie, peut laisser à l'articulation des mouvements assez étendus. D'autres fois, ces mouvements sont partiellement ou complètement abolis, et le membre lui-même peut offrir une attitude vicieuse, soit que la maladie ait guéri spontanément (ainsi qu'on le voit parfois), soit que le traitement ait été institué trop tard pour qu'il fût possible de corriger complètement la difformité. Cette guérison d'ailleurs est puissamment favorisée par les diverses méthodes de traitement dont nous aurons à faire l'exposé.

La mort peut survenir par le fait de l'épuisement et du marasme consécutifs à la suppuration prolongée d'une articulation, sans qu'il y ait eu développement de tubercules sur l'un quelconque des organes encéphaliques, thoraciques ou abdominaux. Mais la plupart du temps,

les malades succombent à des lésions tuberculeuses de
ces organes, et depuis longtemps on a constaté la fréquence de cette cause de mort. Cette notion avait même
permis aux chirurgiens de pressentir la nature tuberculeuse
de l'affection articulaire, bien avant que les recherches
modernes en eussent démontré la réalité. Les poussées
tuberculeuses qui, dans ce cas, déterminent la mort s'observent en première ligne du côté des poumons (bronchite
tuberculeuse, pneumonie tuberculeuse, cavernes pulmonaires), puis, du côté des méninges (méningite tuberculeuse), enfin du côté de l'intestin (ulcérations tubercu -
leuses).

Les synovites fongueuses tendineuses ont une marche
beaucoup plus lente que leurs similaires articulaires. L'affection dure souvent depuis un à deux ans et jusqu'à dix
ou douze, avant que la suppuration se manifeste. Leur
gravité est donc incontestablement moins grande, non seulement dans l'évolution locale de la maladie, mais aussi
dans les complications de poussées tuberculeuses qui peuvent être notées ailleurs. Il n'est pas très fréquent, en
effet, de voir cette genèse tuberculeuse se faire en semblable cas dans les différents organes, et encore peut-on
se demander si au préalable les articulations qui avoisinent
la gaine tendineuse, n'ont pas été d'abord envahies.
Cependant les deux observations de Terrier et Verchère
montrent que cette invasion articulaire n'est point nécessaire, car les malades qui en font l'objet, étaient atteints de
tuberculose pulmonaire, bien que l'affection fut limitée aux
gaines synoviales. L'une des malades, âgée de soixante-
cinq ans, succomba à la tuberculose pulmonaire, sept mois
après le début de l'affection fongueuse des synoviales

tendineuses. Cette rapidité de la mort par généralisation tuberculeuse dans le poumon qui est ici véritablement exceptionnelle, doit sans doute, être rapportée à l'âge de la malade.

On s'est demandé si la synovite fongueuse tendineuse pouvait, ainsi que cela a lieu pour la synovite articulaire, guérir spontanément. On trouve reproduite partout une observation de Broca[1], dans laquelle il y aurait eu transformation graisseuse de fongosités synoviales tendineuses de l'extenseur commun des doigts. Mais on reste encore dans le doute, lorsqu'il s'agit de décider s'il y avait bien eu antérieurement une synovite fongueuse vraie. Les mêmes doutes existent aussi pour les transformations cartilagineuses des produits fongueux, et jusqu'à présent d'ailleurs, aucune observation probante n'a été publiée établissant rigoureusement une réparation spontanée des tissus, soit après ulcération et destruction graduelle des fongosités, soit par leur transformation fibreuse. En admettant donc par analogie, la possibilité de cette guérison spontanée, nous devons néanmoins en attendre la confirmation par des observations ultérieures.

[1] Broca. *Bulletins de la Société anatomique*, 1851.

CHAPITRE VII

DIAGNOSTIC, PRONOSTIC

1° *Synovites fongueuses articulaires.* — La maladie
dans sa forme aiguë, telle que l'a observée Laveran, doit
à peu près nécessairement être confondue avec les inflammations aiguës de l'articulation d'origine rhumastismale,
par exemple. En cet état, en effet, l'affection fongueuse
n'est point définitivement constituée ; elle est simplement
représentée par une poussée tuberculeuse sur la synoviale,
par une véritable granulie de la membrane, si bien que
les phénomènes par lesquels elle se traduira, se confon-
dront avec ceux, soit des hydarthroses aiguës, soit des
inflammations aiguës spontanées de la synoviale. C'est, en
un mot, une forme plus médicale que chirurgicale de la
maladie, et cela d'autant plus, que fréquemment la poussée
tuberculeuse se fera simultanément, soit dans un grand
nombre d'articulations, soit même aussi dans les séreuses.

Nous n'avons donc pour ainsi dire pas à nous occuper

des caractères différentiels séparant cette forme de la maladie des autres affections aiguës des articulations. Nous ferons seulement remarquer que lorsque les arthrites puerpérales, scarlatineuses, traumatiques, pyohémiques, etc., donnent naissance ultérieurement à des fongosités inflammatoires simples, le développement de ces dernières, a toujours été précédé par la suppuration et par les phénomènes propres aux maladies articulaires dont elle est l'aboutissant ou l'une des phases d'évolution. Il est d'ailleurs, dans ces cas, toujours facile, en général, de remonter à la notion étiologique et d'établir avec précision la cause productrice des fongosités. Nous croyons donc inutile d'insister longuement sur ce diagnostic particulier, d'autant mieux que de tels cas sont rares et diffèrent notablement des synovites fongueuses vraies, c'est-à-dire tuberculeuses, dont nous avons surtout à nous occuper.

La synovite fongueuse articulaire est, en effet, remarquable par la lenteur de son développement et par le peu de réaction qu'elle détermine, durant ses premières périodes sur l'organisme. On devra se rappeler que son maximum de fréquence a lieu pendant le jeune âge et qu'elle se manifeste de préférence chez les individus ayant déjà présenté ou présentant encore des manifestations scrofuleuses.

L'*hydarthrose* peut offrir quelques points de ressemblance. Cependant la fluctuation franche, la distension simultanée de toute la cavité articulaire serviront déjà à la caractériser. On arrivera à en établir définitivement l'existence si l'on se rappelle que l'épanchement de sérosité dans l'articulation ne détermine, dans les cas chroniques, les seuls qui pourraient être confondus, ni douleur ni gêne notable des mouvements. De plus, et c'est là un fait im-

portant, le membre conserve son attitude normale, il n'y a
point de déviation, comme dans le cas de synovite fongueuse, ainsi que nous l'avons déjà signalé à propos des
symptômes.

Le *rhumatisme chronique* produit des déformations et
amène un certain degré de sécheresse des articulations.
Généralement on perçoit des craquements dans les différents mouvements que l'on essaie d'imprimer à l'articulation. Mais de telles lésions surviennent en général chez
des individus déjà âgés ; elles se montrent par poussées
successives, séparées par des intervalles de santé. Il y a
loin de cette évolution à celle que nous offrent les synovites
fongueuses ; car, dans celles-ci, à partir du début, le développement se fait d'une façon continue, sans intermittence
prononcée, mais avec de simples variations dans l'intensité
des phénomènes inflammatoires et dans le degré du gonflement. Les lésions rhumatismales d'ailleurs ont une prédilection marquée pour se manifester simultanément sur un
grand nombre d'articulations, plus particulièrement sur
les petites, les doigts, par exemple. Elles déterminent peu
de gonflement et, du côté de la synoviale, elles donnent
lieu, non point à la tuméfaction mollasse des fongosités,
mais bien à des plaques d'induration, à des épaississements fibreux ne formant pas de saillie notable. Enfin les
lésions de ce genre s'atténuent en général à mesure que
l'on s'éloigne de la période de début ou d'état de la maladie,
tandis que les synovites fongueuses, à part de rares exceptions, ont une tendance marquée à persister, à s'étendre,
à envahir, à s'aggraver.

Dans l'*arthrite sèche*, les douleurs n'existent presque
jamais ; il existe des craquements très nets, et la déforma-

tion de la jointure est déterminée par des ecchondroses ou
des ostéophytes, dont la consistance dure est un des carac -
tères distinctifs. Souvent, dans ces cas, il existe des corps
étrangers intra-articulaires et une mobilité anormale plus
ou moins prononcée. Cette mobilité fait défaut dans les
synovites fongueuses, tant qu'elles n'ont pas atteint un
développement assez considérable pour déterminer une
destruction des ligaments articulaires, de la suppuration,
et fréquemment l'établissement de trajets fistuleux. Les
attitudes vicieuses, de leur côté, sont rarement notées dans
les arthrites sèches. .

Certaines *tumeurs des épiphyses* pourraient, à un examen
superficiel, être confondues avec l'affection fongueuse;
toutefois, dans de semblables cas, l'intégrité des tissus
articulaires est décelée par la persistance des mouvements
spontanés ou provoqués. Ceux-ci ne disparaissent que
lorsque la tumeur a déjà acquis un volume assez considérable. Le gonflement, du reste, se montre alors au niveau
des extrémités osseuses et non sur la synoviale; il est dur,
résistant, peut offrir à certains moments la crépitation
parcheminée. Lorsque la tumeur arrive à s'ulcérer, les
bourgeons que l'on aperçoit sont indurés, fournissent un
suintement fétide et présentent l'aspect de mauvaise nature..

Les différentes lésions que nous venons de passer en
revue se terminent rarement par la suppuration ; celle-ci,
au contraire, on le sait, est extrêmement fréquente dans
les tumeurs fongueuses.

Il est plus difficile de distinguer les *ostéites épiphysaires*
ou *juxta-épiphysaires*. Le diagnostic ne peut être fait qu'au
début; car, plus tard, la synoviale pouvant être secondairement envahie, tous les éléments de la jointure sont à

la fois atteints, et il est souvent impossible de dire par où
a débuté l'affection. Tant que l'inflammation est limitée aux
extrémités osseuses, on se rappellera, ainsi que l'a fait
remarquer Panas, que « quand la maladie débute par les
parties molles, le gonflement domine la douleur, tandis
que l'inverse a lieu toutes les fois que l'os est atteint le
premier. » Dans ce cas, on remarquera aussi que le maximum de la tuméfaction correspond aux extrémités des os;
il y a presque toujours un point précis, limité, où la pression
éveille des douleurs. En outre, la propulsion des extrémités osseuses articulaires l'une contre l'autre par un choc
sur le membre dans la direction de son axe est ordinairement très douloureuse. Ce phénomène ne se rencontre
point dans les synovites fongueuses. Ce sont les mouvements du membre qui font alors souffrir le malade; tandis
que dans le cas précédent, ces mouvements restent pendant
très longtemps libres et peu douloureux. Enfin les attitudes vicieuses ne se produisent qu'assez longtemps après
le début des ostéites épiphysaires.

On doit distinguer les *synovites fongueuses des tendons*
du voisinage. Lorsque la maladie est limitée aux gaines
qui entourent une articulation sans que cette dernière soit
lésée, le gonflement reproduit la direction et la disposition des gaines. L'intégrité de l'articulation sera décelée
par la liberté des mouvements communiqués, et les douleurs qui se produiront pendant les déplacements imprimés
à l'article se manifesteront seulement dans un sens donné,
lorsqu'ils détermineront un tiraillement sur le tendon en
entraînant le segment du membre dans une direction
opposée à celle où l'attire le muscle correspondant. La mobilité transversale de la tumeur fongueuse des gaines est

également un signe extrêmement précieux pour établir le
siège de l'affection. Enfin, on se rappellera que les synovites fongueuses des tendons ont des lieux d'élections
(poignet, cou-de-pied), et l'on aura aussi présents à la
mémoire les points où le gonflement des synoviales articulaires se montre le plus accusé pour chaque articulation
considérée isolément.

Les *périarthrites* n'offrent point la fausse fluctuation
des fongosités, mais produisent seulement des épaississements avec induration sur tout ou partie de la face externe
de la synoviale articulaire. Fréquemment on constate une
douleur assez vive, soit au niveau des bourses tendineuses
de voisinage, soit au niveau des extrémités des os, dont le
périoste, dans les points rapprochés de l'articulation, offre
un certain degré de gonflement. On consultera avec fruit
sur ce sujet les travaux des professeurs Gosselin [1] et
Duplay [2].

Les *arthropathies syphilitiques* ont des caractères propres qui sont plus particulièrement localisés sur les os et le
périoste. Les indurations du tissu sous-synovial (gommes
sous-synoviales) se traduisent par une rénitence particulière qui n'a rien de commun avec la sensation fournie
par les fongosités. Souvent on retrouve la coexistence de
manifestations syphilitiques secondaires ou tertiaires sur
d'autres points du corps. D'une manière générale, c'est, en
effet, dans la fausse fluctuation que l'on trouvera les meil-
leurs signes de la présence de fongosités synoviales. Il faut
avoir la notion très exacte de la sensation particulière

---

[1] Gosselin. *Clinique chirurgicale de l'hôpital de la Charité.* Paris, 1879.
[2] Duplay. *Leçons de clinique chirurgicale.* Paris, 1877.

fournie par elles; elle permet de distinguer ces productions d'une collection liquide intra ou péri-articulaire. En cas de doute, une ponction exploratrice permettrait de trancher la question.

Nous devons nous borner à ces considérations générales. Il ne nous est point permis, en effet, d'entrer dans des développements très étendus, d'autant mieux que le diagnostic doit être, à la fois, établi sur l'ensemble des symptômes, sur la marche de l'affection, sur l'état général du sujet, toutes choses d'ailleurs dont nous avons fait l'étude dans le chapitre précédent.

2° *Synovites fongueuses tendineuses.* — Les tumeurs fongueuses des synoviales tendineuses, par leur mollesse et leur fausse fluctuation, se distinguent toujours aisément des enchondromes, des tumeurs osseuses, dont la consistance et la forme sont absolument différentes. Elles se sépareront facilement aussi, par la lenteur de leur développement, des différentes inflammations aiguës de ces synoviales, qu'elles soient d'ailleurs sous la dépendance d'une blennorrhagie ou de la diathèse rhumatismale. Cette dernière forme a fait l'objet d'un intéressant travail de Boillereault[1].

Les *kystes synoviaux* des gaines tendineuses ont un développement lent et une forme en rapport avec la disposition de la gaine. Mais leur surface est régulière et cette régularité persiste en général indéfiniment, tandis que les synovites fongueuses prennent peu à peu par les progrès

---

[1] Boillereault. *Essai sur le rhumatisme non blennorrhagique des synoviales tendineuses et des bourses muqueuses.* Th. de Paris, 1874.

de l'affection une apparence bosselée et bourgeonnante. D'ailleurs la fluctuation franche, nette, transmissible de l'une à l'autre des extrémités de la tumeur ne permettra point de penser qu'il s'agit d'une tumeur fongueuse des gaines, et permettra, la plupart du temps, d'établir à elle seule le diagnostic.

Les *kystes à grains riziformes* s'accompagneront de signes semblables à ceux de l'affection précédente ; mais ils donneront lieu, en outre, à cette crépitation particulière fournie par le déplacement des petits grains hordéiformes dans le liquide qui les accompagne, sous l'influence des pressions alternatives faites pour rechercher la fluctuation. Si cette fluctuation, en cas de collection liquide présumée, était discutable, une ponction exploratrice suffirait pour décider la question.

Parfois les *lipomes* ont pu être confondus avec les synovites fongueuses des tendons. Cette erreur ne peut être que très rarement commise, car le lipome, par sa consistance propre, par sa forme qui ne correspond nullement à la disposition d'une gaine synoviale, n'a qu'une ressemblance très éloignée avec l'affection fongueuse. Un signe important est fourni par le siège de la tumeur. Située dans le tissu cellulaire sous-cutané, elle est indépendante des tendons voisins, tout au moins au niveau des lieux d'élection des synovites fongueuses, c'est-à-dire du poignet ou du cou-de-pied. Il résulte de là que, dans la contraction des muscles correspondant aux tendons dont la gaine est supposée malade, le lipome ne subira ni tension, ni déplacement spontané suivant la direction du raccourcissement musculaire. Enfin, la mobilité transmise au lipome s'exerce aussi bien sur sa face profonde dans le sens transversal que dans le sens longitudinal.

Les *synovites tendineuses syphilitiques*, étudiées par le professeur Verneuil [1], puis par Chouet [2], donnent lieu en général à un gonflement modéré, à une crépitation sèche, et ne déterminent pas un gonflement aussi accusé que lorsqu'il s'agit de fongosités. Si une gomme sous-synoviale s'est formée, elle se traduit à la palpation par une induration à caractères propres, plus ou moins limitée, et aboutit en général promptement à une collection purulente qui se fait jour à l'extérieur. Parfois la syphilis déterminera une synovite avec épanchement reconnaissable à sa fluctuation franche. Ces diverses formes pourront d'ailleurs être souvent rattachées à la cause qui les a produites, soit par la symétrie des lésions, soit par la coexistence d'autres accidents syphilitiques secondaires ou tertiaires, soit enfin par la notion des antécédents. Le traitement spécifique peut à son tour servir de pierre de touche pour établir définitivement la nature de l'affection.

Le *cancer* des gaines synoviales ou des tissus avoisinants est rare. Il se rencontre ordinairement sur des sujets âgés, tandis que les fongosités s'observent plus habituellement dans un âge peu avancé. L'affection cancéreuse retentit, en outre, promptement sur l'état général, s'accompagne d'engorgement ganglionnaire et marche avec rapidité. La plupart du temps, le cancer est représenté par des épithéliomes ayant eu leur point de départ dans les téguments. Dans ce cas, la confusion ne sera pas possible, et alors même qu'on

---

[1] Verneuil. *Gazette hebdomadaire*, 1868.

[2] Chouet. *De la syphilis dans les bourses séreuses articulaires, sous cutanées et tendineuses*. Th. de Paris, 1874.

se trouverait en présence d'un cancer né dans les parties profondes et arrivé à la période d'ulcération, les fongosités par leur induration, par leur aspect de mauvaise nature, par l'écoulement ichoreux qu'elles fournissent, se distingueront des fongosités tuberculeuses. Du reste, tout autour de la tumeur maligne ulcérée, on trouvera des nodosités faisant corps avec le derme, l'envahissant sur une étendue plus ou moins grande et pouvant donner par places aux téguments l'aspect de la peau d'orange.

Les *tumeurs érectiles*, les *anévrysmes*, par leurs battements, leur réductibilité, nous semblent devoir être si facilement reconnus, que nous croyons inutile de faire autre chose que de les signaler.

Déjà nous avons indiqué les caractères qui distinguent les fongosités tendineuses des fongosités articulaires. Ces dernières, on le sait, se montrent autour de l'articulation, dans des points variables pour chacune d'elles, mais en lui donnant une forme plus ou moins globuleuse, bien différente de la tuméfaction allongée dans le sens de la direction du tendon, que produisent les fongosités des gaines. En cas de synovite fongueuse, on aura, en outre, le déplacement possible sur les parties profondes, la transmission du déplacement à la tumeur pendant la contraction du muscle, et enfin l'intégrité de l'article décélée par la liberté et l'indolence des mouvements communiqués.

Lorsqu'une synovite tendineuse est ulcérée, l'exploration faite au moyen d'un sylet à travers le trajet fistuleux, conduira l'instrument dans le sens de la gaine du tendon sans lui faire rencontrer de surface osseuse dénudée. Si la synovite tendineuse s'est secondairement propagée à l'article, le stylet arrivera aisément jusque dans l'interligne articulaire.Souvent aussi, en pareil cas, on pourra, en exerçant une pression sur le point de l'articulation directement opposé à celui où siège l'orifice fistuleux, faire sourdre quelques gouttes de liquide par celui-ci. Enfin, en cas de lésions de la synoviale articulaire, on constatera les attitudes vicieuses dont nous avons déjà parlé, et une atrophie du membre bien plus prononcée que lorsque les fongosités sont localisées à la gaine tendineuse.

Parfois une *ostéite* de voisinage peut être confondue avec les synovites tendineuses, surtout lorsque l'inflammation siège, par exemple, sur les phalanges. On se rappellera dans ce cas que l'ouverture de l'abcès osseux se fait de préférence sur les faces latérales ou dorsale de la phalange, tandis que la synovite fongueuse s'ouvre à la face palmaire. En dernier lieu, le stylet permet de se rendre un compte très exact des différentes parties lésées.

Le *pronostic* des synovites fongueuses articulaires ou tendineuses est toujours grave. Il s'agit, en effet, d'une maladie évoluant avec lenteur, dépendante d'un état général scrofuleux ou tuberculeux du sujet, et l'on peut toujours craindre, par conséquent, une généralisation des lésions, soit dans d'autres articulations, soit dans les viscères. La gravité toutefois est moins grande lorsque la maladie occupe exclusivement les gaines synoviales tendineuses. Bien que la guérison spontanée doive s'y montrer rarement, puisqu'elle n'est encore établie par aucune observation probante, il n'en est pas moins vrai que l'affection a une marche beaucoup plus lente que lorsqu'elle siège sur les synoviales articulaires, car, dans ce cas, les fongosités de la synoviale se propagent, on le sait, avec une très grande facilité aux extrémités osseuses de la jointure. Néanmoins, les synovites fongueuses tendineuses peuvent quelquefois devenir le point de départ d'une généralisation tuberculeuse dans les poumons, ainsi qu'en témoignent les deux observations de Terrier et Verchère.

Il est impossible, en l'état actuel, de dire dans quelle proportion succombent les malades atteints de synovite fongueuse articulaire. Les malades, en effet, dans les hôpitaux tout au moins, sont rarement suivis assez longtemps. La maladie étant sujette à récidiver, soit sur place, soit dans une autre articulation, on comprend qu'une longue période d'observation serait nécessaire pour affirmer une guérison définitive. Mais l'on sait que la suppuration articulaire, la destruction des os par les fongosités placent le malade dans de très mauvaises conditions et peuvent amener sa mort plus ou moins rapidement si une intervention chirurgicale convenable n'est point faite.

Deux faits dominent, en effet, le pronostic des fongosités articulaires. En premier lieu, l'âge du malade modifie du tout au tout les chances de guérison. Dans le jeune âge, les synovites fongueuses, bien que constituant une lésion sérieuse, guérissent fréquemment. A mesure que la constitution se modifie par le fait de conditions hygiéniques meilleures et d'un traitement général approprié, on voit se faire la réparation des parties lésées. Aussi, chez les jeunes sujets, jusqu'à une douzaine d'années, par exemple, le traitement chirurgical actif (résection), n'est point nécessaire; dans la plupart des cas, la guérison est obtenue même en dehors de toute opération sanglante. Il n'en est pas ainsi pour les malades âgés. Chez eux, la scrofule, la tuberculose tardives articulaires, créent un danger très grand. On ne doit plus espérer une guérison spontanée ;

il faut redouter, au contraire, de graves complications, et la thérapeutique chirurgicale doit intervenir activement. De là une source nouvelle de dangers et une gravité exceptionnelle de l'affection.

En second lieu, le siège de la maladie a une influence capitale. Suivant l'étendue de l'articulation atteinte (genou), suivant la multiplicité des articulations prises, suivant enfin la complexité de l'articulation envahie (poignet, cou-de-pied), le pronostic s'aggrave singulièrement. Telle synovite fongueuse qui, dans une articulation de petit volume, retentira d'une manière insignifiante sur l'économie, deviendra, au contraire, une maladie de haute gravité, lorsqu'elle se montrera au genou, par exemple.

Il n'entre point dans notre plan, de comparer la gravité relative de l'affection suivant les articulations où elle s'est localisée, mais nous devions tout au moins indiquer très sommairement quelles différences pouvaient en résulter au point de vue du pronostic.

CHAPITRE VIII

Les fongosités des synoviales articulaires ou tendineuses, devant être considérées, au sens propre du mot, comme étant de nature tuberculeuse, se développent, ainsi que nous l'avons dit, sous l'influence de la diathèse tuberculeuse ou de l'état scrofuleux du sujet. On comprend donc qu'elles seront les unes et les autres modifiées de la même façon par un traitement général, et c'est ce dernier, commun aux deux cas, que nous allons étudier tout d'abord.

A. *Traitement général.* — Si l'on remonte aux causes capables de développer la tuberculose ou la scrofule, on voit que le traitement général devra avoir pour but de soustraire le malade à ces causes et de combattre par les médicaments généraux appropriés la disposition qu'il présente aux déterminations morbides. On devra donc, en

premier lieu, le placer dans les meilleures conditions hygiéniques, c'est-à-dire veiller à ce qu'il habite dans un endroit
sain et aéré et qu'il ait une alimentation reconstituante
telle que peut la donner un régime fortement azoté auquel
on ajoute le vin de Bordeaux, le quinquina, le fer, etc.

D'après le professeur Bouchard, dont les idées à ce sujet
sont résumées dans la thèse de Zannellis [1], la diathèse
tuberculeuse ou scrofuleuse, qui donne naissance à des fer-
mentations et à une production d'acide oxalique dans le sang,
doit être soumise aux règles thérapeutiques suivantes :

« 1° Fixer cet acide par l'eau de chaux pour former de
l'oxalate de calcium, qui en présence du phosphate de sodium, devient soluble et s'élimine par les reins.

« 2° Activer la combustion des acides par le bicarbonate
de sodium et l'exercice au grand air, autant que pourra le
permettre l'état de l'articulation.

« 3° Stimuler les mutations nutritives en excitant les
nerfs périphériques par les bains de mer, les bains chauds,
les bains sulfureux artificiels et l'hydrothérapie.

« 4° Ranimer les fonctions languissantes du tube digestif
par les amers, les préparations de quinquina, une nourri-
ture à la fois légère et substantielle et par les boissons fer-
mentées.

« 5° Modifier et favoriser la nutrition par les préparations iodées et par des matériaux réparateurs tels que le
lait, l'huile de foie de morue et les préparations ferrugineuses.

« 6° Enfin on peut conseiller le benzoate de sodium à

---

[1] Zannellis. *Contribution à l'étude des arthropathies tuberculeuses
et des inflammations tuberculeuses péri-articulaires*. Thèse de Paris, 1882.

l'intérieur et l'eau créosotée en inhalations qui, d'après les
expériences de Schüller, exercent une influence très favorable sur les inflammations tuberculeuses des articulations. »

Dans cette énumération, nous devons surtout retenir
l'influence modificatrice énergique exercée par l'action du
soleil. On devra donc exposer les malades au grand air,
de façon qu'ils puissent, pendant de longues heures,
en ressentir les effets. Les bains de mer sont aussi
extrêmement utiles, et c'est surtout par l'emploi combiné
de ces deux méthodes que l'on pourra espérer voir
s'amender les lésions articulaires et même une guérison
complète être obtenue. Toutefois il sera bon également
d'administrer, suivant les cas, soit l'huile de foie de
morue, soit les préparations ferrugineuses, le plus ordinairement sous la forme d'iodure de fer.

B. *Traitement local.* — Ce traitement qui doit toujours
accompagner le traitement général dont nous venons de
parler comprend un très grand nombre de procédés.
Parmi ceux-ci beaucoup sont applicables aux cas qui représentent des tumeurs blanches, c'est-à-dire à ceux dans
lesquels l'affection fongueuse occupe à la fois les parties
molles et dures de l'articulation. D'autres, par contre,
conviennent particulièrement aux fongosités limitées à la
synoviale. Nous décrirons ces derniers avec quelques
détails et nous mentionnerons brièvement les premiers.

L'une des méthodes auxquelles on eut d'abord recours
a été le repos au lit. C'est là un mode de traitement tout à
fait insuffisant, car l'on sait que les malades maintenus
couchés sans immobilisation de l'articulation ne tardent pas

à offrir des attitudes vicieuses et des déviations de leurs membres.

La chaleur sèche (sachets de sable chaud), les émissions sanguines, les révulsifs (vésicatoires, teinture d'iode, onguent napolitain), les émollients, les narcotiques, les réfrigérants, ont été fréquemment employés. Aujourd'hui toutes ces méthodes sont à peu près tombées dans l'oubli. Le massage, les douches (douches en colonne, douches de vapeur, douches liquides tièdes), qui peuvent être utiles pour obtenir une certaine mobilité de l'articulation après la guérison de l'inflammation fongueuse, ne conviennent pas pendant toute la période d'état de celle-ci. Disons enfin que Brodie, Davis, Sayre ont proposé l'extension et la contre-extension. Jusqu'à présent leur méthode n'a rallié qu'un petit nombre de chirurgiens.

Lorsque la maladie a amené des désordres assez considérables du côté de l'articulation, il faut songer à une opération radicale, la résection. Cette intervention à laquelle on n'aura presque jamais recours dans l'enfance devient souvent une opération de nécessité chez l'adulte. Nous ne pouvons ici entrer dans les détails que comporte cette importante question; elle s'écarte de notre sujet, et nous renvoyons aux remarquables travaux du professeur Ollier, pour la connaissance des règles à suivre en pareil cas. On trouvera l'énoncé de ces travaux à l'index bibliographique. Contentons-nous ici de faire remarquer que la résection ne serait pas indiquée d'emblée si la synoviale seule était le siège des fongosités.

Enfin, dans certains cas, ce n'est plus seulement à la résection qu'il faut songer. On doit intervenir plus activement encore et supprimer le membre. Les amputations, dans ce cas, ont pour but soit d'éviter une tuberculisation organique ultérieure, par la persistance d'une abondante suppuration dans un foyer tuberculeux, soit d'éviter à un malade déjà porteur de lésions tuberculeuses pulmonaires la cause incessante d'affaiblissement qui résulte pour lui de cette suppuration. Cette question d'amputation chez les tuberculeux a été résolue tantôt par l'affirmative, tantôt par la négative suivant le degré d'évolution de la maladie. Nous ne pouvons la discuter ici, et nous renvoyons à la thèse de Ch. Leroux[1], à la discussion qui s'est produite, il y a peu de temps, à la Société de Chirurgie[2] et au récent travail du professeur Ollier[3] pour les détails qu'elle comporte et les considérations auxquelles elle peut donner lieu.

Il est temps, en effet, d'arriver aux méthodes de traitement qui sont particulièrement applicables à l'affection fongueuse limitée à la synoviale.

On sait que la déviation et l'attitude vicieuse du membre peuvent être le résultat de la maladie, aussi parmi les méthodes auxquelles on a eu recours, devonsnous tout d'abord indiquer celle qui a pour but de remédier à ce symptôme.

Le *redressement* peut être effectué de deux façons différentes. Bonnet recommande, dans la plupart des cas, d'opérer le redressement brusque après anesthésie du malade.

[1] Ch. Leroux. *Des amputations et des résections chez les phtisiques.* Thèse de Paris, 1880.

[2] Sur l'action que le traumatisme exerce sur les états pathologiques antérieurs. *Bulletin Société de chirurgie,* 1883.

[3] Ollier. Des résections et des amputations chez les tuberculeux. *Lyon médical,* mai 1883.

Ce redressement, qui peut généralement être obtenu en une seule séance, a pour but de placer le membre dans une situation telle qu'il puisse être capable, en cas d'ankylose ultérieure, de rendre encore des services. On mettra donc le membre inférieur dans la rectitude, tandis que, s'il s'agit du coude, l'avant- bras formera un angle droit avec le bras. Sous l'influence du redressement, on voit ordinairement, dans les jours qui suivent, se développer des phénomènes inflammatoires et un certain degré d'arthrite. Toutefois celle-ci reste presque toujours modérée, s'atténue rapidement, et le malade se trouve notablement soulagé par la nouvelle attitude donnée au membre. Cette intervention, toujours favorable lorsque les téguments sont intacts, peut devenir dangereuse en cas de trajets fistuleux communiquant avec l'articulation. On peut alors songer au redressement lent et progressif que permettent de réaliser les divers appareils articulés de Bonnet, les compas, les appareils à crémaillère, les tractions élastiques, etc. En général, ces tentatives sont toujours beaucoup plus douloureuses que le redressement brusque et les résultats qu'elles donnent, ordinairement moins satisfaisants. Parfois les muscles rétractés offrent des résistances insurmontables. Bonnet et Palasciano, pour les vaincre, ont pratiqué des sections musculaires sous-cutanées et des ténotomies auxquelles il est rare d'ailleurs d'être obligé de recourir.

Le redressement effectué, il est nécessaire d'*immobiliser* l'articulation, et l'on comprendra aisément qu'il doive en être ainsi, puisque tout mouvement amenant des froissements dans les fongosités provoque une sorte de traumatisme, favorable, comme nous l'avons vu, au développement primitif de l'affection aussi bien qu'à ses progrès ultérieurs.

L'immobilisation peut être réalisée par un grand nombre de procédés. Les diverses gouttières de Bonnet, les tuteurs, permettent de l'obtenir, mais plus habituellement, elle est assurée au moyen des appareils silicatés, plâtrés, etc. Quoi qu'il en soit, l'immobilisation doit être maintenue longtemps, et, dans la plupart des cas, son action est aidée par des cautérisations dont nous parlerons dans un instant. Lorsque ce traitement a été appliqué de bonne heure, on peut espérer que les fongosités arriveront à disparaître avant d'avoir déterminé des adhérences solides entre les extrémités osseuses. S'il en est ainsi, des mouvements communiqués progressifs effectués avec douceur et discernement pourront ramener un certain degré de mobilité de l'articulation. C'est là néanmoins une terminaison favorable exceptionnelle, et, la plupart du temps, la guérison aura lieu avec un degré d'ankylose plus ou moins prononcé.

La *compression* a été souvent employée dans le traitement des synovites fongueuses. Pratiquée, il y a longtemps déjà, à l'aide de bandages roulés, de bandelettes de diachylon, de bandes de flanelle ou de caoutchouc, on l'exerce généralement aujourd'hui au moyen du bandage ouaté. Nélaton, Verneuil y ont eu souvent recours. Le membre est entouré depuis sa racine d'une couche de ouate épaisse de quatre ou cinq travers de doigt sur laquelle une pression forte est exercée à l'aide de tours de bande. Cette pression, d'après Albert Carrier [1], doit être telle que la ouate, à la percussion, donne un son compacte que

---

[1] Alb. Carrier. *Du traitement de l'arthrite fongueuse par la compression*. Thèse de Paris, 1875.

l'auteur compare à la sonorité du bois. Cette compression doit être douce, uniforme, régulière, et elle agit pour lui de diverses manières : 1° Comme antiphlogistique, en ralentissant la circulation dans les vaisseaux néo-formés et dilatés des fongosités ; 2° à titre de sédatif ; 3° en immobilisant les parties malades. Dans les cas où elle a été employée, on a pu constater assez promptement une amélioration plus ou moins considérable, mise en évidence au moyen du moulage ou de la mensuration de la partie malade. On voyait ainsi le gonflement diminuer peu à peu, la forme du membre se rapprocher de celle du côté sain, et parfois une guérison complète a pu être le résultat de cette thérapeutique. Assez souvent néanmoins, l'amélioration a été passagère et l'on a dû modifier le traitement, en agissant plus activement au niveau de la région malade. Cette intervention nouvelle consiste alors dans l'emploi de la cautérisation dont nous allons dire quelques mots.

La *cautérisation* a joué autrefois un rôle important dans la thérapeutique des maladies articulaires, et elle était déjà connue des anciens. Hippocrate entre autres, la mettait fréquemment en usage soit par les moxas, soit par le fer rouge. Puis elle tomba pour quelque temps dans l'oubli, et c'est à Pouteau que revient l'honneur de l'avoir fait revivre parmi nous sans l'avoir cependant érigée en méthode générale de traitement. Bonnet eut le mérite de l'appliquer largement aux arthrites fongueuses et de montrer tous les avantages que l'on pouvait en retirer. Il est nécessaire que cette cautérisation, faite à l'aide du fer rouge, soit exécutée suivant certaines règles, si l'on veut qu'elle puisse produire tous ses effets. C'est ainsi que le cautère doit être chauffé non au rouge blanc, mais bien au rouge cerise. Puis on aura soin, dans les raies de feu qui seront faites sur les téguments recouvrant l'articulation malade, de passer plusieurs fois le cautère sur le même point, c'est-à-dire de l'y promener successivement jusqu'à huit ou dix fois. En agissant de cette façon, le calorique se propage jusqu'aux parties profondes, et l'on arrive, comme le disent les vétérinaires, à échauffer ainsi l'articulation. Bonnet et Notta ont insisté sur l'action très favorable qu'exerce le calorique, en se propageant jusqu'aux fongosités. On voit naître de ce chef une inflammation profonde qui, restant toujours modérée, devient une irritation substitutive ou modificatrice, produisant dans les tissus où elle se manifeste, c'est-à-dire dans les fongosités dont la vitalité est précaire, une série de transformations tendant à diriger les tissus vers la cicatrisation et la transformation conjonctive. On voit donc que la cautérisation, dans ce cas, peut agir en premier lieu par une révulsion se produisant sur les téguments, mais son rôle principal, lorsqu'elle est faite comme il vient d'être dit, est de réagir sur la nutrition profonde des tissus, en lui donnant une activité formative et productive dont l'édification de tissu fibreux doit être le résultat.

Parfois la cautérisation est pratiquée non plus au fer rouge, mais bien au moyen de la pâte de Vienne, de pastilles de potasse. Les traînées de pâte de Vienne peuvent être recouvertes d'un bandage inamovible, ou bien l'immobilisation du membre, quel que soit le mode de cautérisation employé, s'obtient à l'aide des différentes espèces de gouttières. Toutefois, la cautérisation faite au moyen des caustiques potentiels n'a pas une valeur thérapeutique aussi grande que la précédente, pour les raisons que nous avons données, et c'est par conséquent à la première que l'on devra s'adresser de préférence.

La connaissance du mode d'action de la cautérisation par le rayonnement du calorique et l'échauffement des parties profondes, a conduit le professeur Richet à imaginer *l'ignipuncture*. Voici en quoi consiste le procédé. Un cautère en acier porte à son extrémité une boule destinée à servir de réservoir pour la chaleur, puis à la boule succède une portion effilée en forme d'aiguille, longue de 5 à 6 centimètres et épaisse de 3 à 4 millimètres à sa base. La boule et la partie effilée se recourbent à angle droit sur la portion principale ou tige, qui peut être reçue dans un manche mobile. Lorsqu'on fait usage de cet instrument, il doit être chauffé au rouge blanc. Le chirurgien aura soin en même temps d'avoir à sa disposition un certain nombre de cautères, chacun d'eux ne devant faire qu'une seule ponction. Toutes les précautions étant prises et le membre étant notamment recouvert de compresses mouillées tout autour de la région qui doit être le siège de la cautérisation, on pratique sur la partie malade une série de ponctions dans lesquelles l'instrument atteint le centre de l'articulation et vient s'insinuer par sa pointe au milieu même du tissu fongueux. Les différentes ponctions devront d'ailleurs être suffisamment espacées, afin que l'inflammation dont elles seront le point de départ reste modérée et ne puisse, en aucun cas, dépasser les limites nécessaires. En se conformant à ces préceptes, que l'on trouvera formulés dans la thèse de Trapenard [1], on aura, sous l'influence de la

---

[1] Trapenard. *De l'Ignipuncture*. Thèse de Paris, 1873.

cautérisation, déterminé une « action révulsive, substitutive, très peu destructive, mais surtout limitante et quelquefois éliminatrice ». Le calorique, porté ainsi directement au milieu des fongosités, y développera des phénomènes inflammatoires semblables à ceux que donnait l'échauffement de l'articulation par la cautérisation extérieure, mais l'intensité inflammatoire se trouve par ce moyen légèrement augmentée. Il faudra maintenir sur la partie, pendant les huit ou dix jours qui suivront l'opération, des compresses mouillées froides, fréquemment renouvelées, afin de modérer l'inflammation artificiellement produite, et de la maintenir dans les limites qui doivent déterminer l'organisation des fongosités, et leur évolution vers le tissu fibreux de guérison. En général, les douleurs qui succèdent à cette intervention sont peu vives ; souvent même, au bout de vingt-quatre heures, le malade se trouve soulagé, et l'on voit progressivement se manifester une amélioration qui va tous les jours en s'accentuant. Il ne faudrait pas vouloir faire usage de l'ignipuncture indistinctement pour toutes les articulations. Le procédé convient surtout aux cas de synovites fongueuses du carpe ou du tarse, occupant simultanément un grand nombre des articulations que l'on observe dans ces régions, et nous croyons qu'actuellement, en présence des nouvelles méthodes de thérapeutique que l'on possède, l'ignipuncture doit surtout être réservée pour les fongosités des régions que nous venons d'indiquer.

A mesure que l'on a mieux compris la nécessité d'imprimer aux fongosités une marche évolutive particulière, et que l'on a acquis des notions plus complètes sur la structure et la nature de ces productions, on a pensé que l'élément tuberculeux qui entre dans leur constitution pouvait être heureusement modifié par d'autres agents. Dans ce but, on a inventé les *injections interstitielles*, qui, mises en pratique pour la première fois par Hueter [1], il y a peu d'années, ont été employées depuis par d'autres chirurgiens. Les substances dont on fit usage en premier lieu furent l'acide phénique, le sulfate de zinc, la liqueur de Fowler. Hueter, puis Kœnig, en 1879, notamment s'en servirent. La même année, le professeur Le Fort renouvela ces tentatives de la façon suivante. A l'aide d'un seringue de Pravaz, huit à seize gouttes d'une solution de sulfate de zinc au dixième, additionnée de trois fois son volume d'alcool pur, furent injectées dans la trame même des fongosités. Puis, plus tard, chez le même malade, à intervalles plus ou moins rapprochés, on injecta cinq gouttes d'une solution phéniquée au quarantième. De temps à autre, des ponctions aspiratrices étaient pratiquées pour évacuer le liquide purulent renfermé dans le genou. Le résultat fut favorable.

Ces premiers essais avaient montré quel bénéfice pouvait être retiré de l'introduction de liquides modificateurs ou antiseptiques au sein même des fongosités. Un premier pas était ainsi fait, et l'on chercha bientôt à perfectionner la méthode. Depuis quelque temps déjà, on avait reconnu l'influence éminemment favorable exercée par *l'iodoforme* sur les productions tuberculeuses. Mickulicz [2],

---

[1] Hueter. *Auf dem Weg der medicamentösen Injection in das erkrankte Gewebe.*

[2] Mickulicz. Die Verwendung der Iodoforms in der Chirurgie. *Wiener Klinik*, etc., 1882, et *Archiv für klinik. Chirurgie*, tome XVII, heft 3. 1882.

voulant se rendre compte des propriétés antiseptiques de cette substance, plaça dans des vases divers liquides aptes à favoriser le développement des micro-organismes. Puis, dans certains des vases à expérience, il ajouta chaque jour une petite quantité d'iodoforme, de façon que les liquides présentassent toujours l'odeur caractéristique de ce produit. Au bout d'un certain temps, examinant les solutions additionnées d'iodoforme, il n'y rencontra assez souvent aucun micro-organisme, tandis que les autres, au contraire, en étaient abondamment pourvues. Il eut l'idée alors d'injecter dans les fongosités une solution d'iodoforme au cinquième. Deux injections étaient faites par semaine, et pour chacune d'elles il employait la moitié d'une seringue de Pravaz. A la suite de ces injections interstitielles survenait une douleur vive, mais de courte durée, accompagnée, dans les premiers temps, d'une légère réaction locale (gonflement diffus et sensibilité). Mais déjà, après la quatrième injection, il constata dans quelques cas une diminution sensible du gonflement et une cessation de la douleur. Après quatre à cinq semaines, le gonflement articulaire avait presque complètement disparu, et la jointure récupérait peu à peu ses mouvements ; cet état persista aussi longtemps qu'on put observer les malades. Mickulic fait observer, en outre, qu'à son avis, cette méthode de traite-ment n'est applicable qu'à des synovites fongueuses fraîchement développées, c'est-à-dire aux cas où les masses fongueuses sont encore fermes et suffisamment vasculaires pour permettre la résorption des éléments de tissus détachés et liquéfiés. Dans les affections plus anciennes, cette méthode ne donne pas des résultats aussi avantageux et doit être remplacée par une autre.

Marc Sée[1] fit de son côté usage du même procédé et obtint la guérison d'une double arthrite fongueuse du genou par des injections de 1 gramme de solution saturée d'iodoforme dans l'éther; après chaque injection, il exerçait sur la région une compression élastique.

Nous devons nous demander quel est le mode d'action de cet agent thérapeutique. Il est certain qu'il doit provoquer par sa présence au milieu des fongosités des effets absolument semblables à ceux qu'il détermine lorsqu'il est appliqué à l'état de poudre à la surface même des fongosités exposées. Or, comme nous l'avons dit, les chirurgiens reconnaissent l'action très favorable exercée particulièrement par l'iodoforme sur les manifestations scrofulo-tuberculeuses. C'est là un fait que l'on a fréquemment eu occasion d'observer. Mais les recherches modernes ont appris que les productions tuberculeuses sont provoquées par la présence d'agents infectieux, de micro-organismes (bacilles, zooglées) inoculables aux animaux, même après une série de cultures successives, et capables de développer, pour ainsi dire indéfiniment chez les animaux inoculés, la maladie tuberculeuse. Si nous rapprochons de cette notion celle que Mickulicz a mise en lumière au sujet des propriétés antiseptiques de l'iodoforme, nous voyons que cette substance, s'opposant généralement au développement des micro-organismes dans les liquides divers sur lesquels ont porté ses expériences, nous pouvons nous demander si une action du même ordre ne s'exercerait pas au sein des tissus. Peut-être faut-il voir dans l'influence curative si remarquable que possède l'iodoforme

---

[1] M. Sée. *Bulletin de la Société de chirurgie*, 1882, p. 57.

sur les productions scrofulo-tuberculeuses le résultat de son action destructive de l'élément infectieux, bacilles ou zooglées. On peut supposer que ces micro-organismes, ou bien sont tués par l'iodoforme ou bien deviennent incapables de se multiplier dans un milieu où cette substance a pénétré et a diffusé. Ainsi s'expliquerait la guérison. Nous ne pouvons présenter cette explication qu'à titre d'hypothèse. Toutefois elle semble avoir pour elle certains caractères de probabilité, puisque, dans des recherches récentes, Vallin[1] a montré que les produits tuberculeux soumis à l'action de substances antiseptiques telles que le soufre, le sublimé corrosif en solution, etc., perdent par cela même leur caractère infectieux et leur inoculabilité.

Les méthodes que nous venons de décrire brièvement reposent sur le principe de la modification sur place des fongosités tuberculeuses. Mais lorsque l'on eut reconnu le pouvoir infectieux de ces fongosités, aptes à développer par inoculation la tuberculose, on pensa que ces manifestations tuberculeuses, primitivement localisées dans une articulation, pouvaient devenir chez le porteur une source d'infection et de généralisation tuberculeuses. L'idée de leur ablation arrivait ainsi à s'introduire.

L'une des premières interventions faites dans ce sens a été l'*arthrotomie*. Cette méthode, surtout employée par J. et Eug. Bœckel[2], consiste à considérer la synoviale recouverte de fongosités comme un tissu qui doit être

---

[1] Vallin. Note sur les neutralisants du suc tuberculeux. *Bulletin Académie de médecine*, 16 janvier 1883.

[2] J. et Eug. Beckel. *Gazette médicale de Strasbourg*, 1877 et 1881.

soigneusement enlevé par la dissection, au même titre que le serait une tumeur maligne, par exemple. Leur procédé a été ordinairement appliqué comme complément d'une résection. D'autres chirurgiens l'ont employé même pour des affections fongueuses limitées à la synoviale. En opérant ainsi, on enlève, il est vrai, toute la membrane malade, mais on détermine en même temps des désordres parfois assez considérables, et l'indication que l'on cherche à remplir par ce procédé, peut aisément être réalisée par d'autres méthodes plus facilement.applicables et entraînant de moindres délabrements. Nous voulons parler du raclage.

De tout temps on s'est plus ou moins servi d'instruments destinés à abraser les foyers purulents d'origine osseuse ou articulaire; mais c'est Sédillot [1] qui, d'après l'aveu de Max Schede [2], eut le mérite d'ériger cette pratique en une véritable méthode. Il faisait usage pour cela d'instruments de forme variée, gouges ou rugines tranchantes, et même parfois d'une espèce de curette assez semblable à la cuillère tranchante que Bruns avait déjà employée.

Volkmann [3], à son tour, perfectionna le procédé, en donna les indications et l'appliqua dans un grand nombre de cas d'abcès ossifluents fistuleux ou d'arthrites fongueuses suppurées. Son assistant, Max Schede, publia sur ce sujet l'intéressant travail rappelé ci-dessus et contribua largement à faire entrer ce mode opératoire dans la pratique. Aujour-

[1] Sédillot. *De l'évidement des os*, Paris, 1860 et *de l'évidement sous-périosté des os*. Paris, 1867.

[2] Max Schede. *Ueber den Gebrauch des scharfen Löffels, bei der Behandlung von Geschwüren*. Halle, 1872.

[3] Volkmann. Die Resectionen der Gelenke. *Sammlung klinischer Vorträge*. 1872, n° 51.

d'hui il est connu sous le nom de *raclage* ou de grattage, et l'on y a fréquemment recours.

Le procédé consiste à introduire une cuillère tranchante ou curette par les trajets fistuleux, pour en racler les parois, puis à pénétrer ensuite jusque dans l'intérieur de la cavité articulaire, dont les fongosités sont peu à peu extraites par une sorte d'égrugement opéré à l'aide de l'instrument. La même opération peut être renouvelée aussi souvent qu'il est nécessaire, en ayant soin chaque fois de recourir aux pansements et aux précautions antiseptiques. Fréquemment les solutions phéniquées sont remplacées par la poudre d'iodoforme, qui est déposée sur tous les points avivés par la curette. La quantité de poudre employée chaque fois peut être de 20 à 60 grammes et parfois davantage. Par l'usage de cette substance, on cherche à agir sur les fongosités qui ont pu persister dans quelques anfractuosités, et l'on exerce sur elles l'action modificatrice particulière à laquelle nous avons déjà fait allusion. Dans quelques cas cependant, l'iodoforme a pu déterminer des accidents. Kœnig [1] et Ledentu [2] en ont cité un certain nombre d'exemples et ont montré que plusieurs fois la mort a été le résultat de ce pansement. On devra donc agir avec prudence et ne pas employer de trop fortes quantités de cet agent antiseptique [3].

Le raclage constitue un progrès réel dans la thérapeutique des affections fongueuses articulaires. Mais, jusqu'en

---

[1] Kœnig. *Centralblatt für Chirurgie*, 18 et 25 février 1882.

[2] Ledentu. *France médicale*, 11 et 14 mars 1882.

[3] Pour le mode d'emploi de l'iodoforme, consulter les intéressantes revues de Rohmer (*Revue de chirurgie*, 1882), et de Paul Berger (*Revue des sciences médicales*, 15 avril 1883). On y trouvera tous les renseignement relatifs à son usage, à ses propriétés, à ses inconvénients.

1879, on y avait recours uniquement dans les cas où l'instrument pouvait être conduit à travers les trajets fistuleux.

Lorsque les trajets fistuleux étaient peu nombreux ou étroits, il était difficile, on le conçoit, d'arriver à une ablation totale des fongosités. Létiévant eut alors l'idée d'ouvrir une plus large voie à l'instrument et il créa la méthode de l'abration intra-articulaire ou *arthroxésis* (ἄρθρον, ξέω), dans laquelle il incise largement les téguments en unissant, s'il est possible, les unes aux autres les fistules déjà existantes et mettant ainsi à découvert la cavité de l'article. Dans la communication qu'il fit à ce sujet au Congrès d'Amsterdam, en 1879, il cita des observations où les résultats obtenus furent très satisfaisants, et il annonça en même temps qu'il n'hésiterait pas à employer son procédé même pour des cas où les téguments ne seraient le siège d'aucun trajet fistuleux. Voici d'ailleurs comment il expose lui-même le but de la méthode et ses avantages :

« Les tumeurs blanches communes ou synovites fongueuses (je ne parle ici que de celles-là) débutent généralement par des fongosités formées à la surface interne de la synoviale. Ces fongosités se développent, distendent, puis perforent la capsule articulaire et vont s'accumuler en un ou plusieurs points au-dessous de l'aponévrose et de la peau.

« Ces fongosités constituent à elles seules la lésion morbide dans la synovite fongueuse. L'os, dans ces cas, n'est altéré que par leur présence : cette altération, légère d'ailleurs, est seulement à sa surface. L'os est alors comme érodé par place. Le cartilage d'encroûtement, atteint quelquefois sur les bords, s'y détache par parcelles fines, ou

bien ces bords ont disparu par altération velvétique ; quelquefois le cartilage a complètement disparu.

« L'extrémité osseuse érodée n'a aucune lésion dans son
épaisseur, ni abcès, ni fongosité intérieure, ni séquestre.
Le mal, c'est la fongosité. Les altérations de l'os ou des
autres tissus ne sont que des lésions accessoires et symptomatiques.

« Il me paraît inutile, *dans ces cas*, de sacrifier une masse
osseuse parce qu'elle est entourée d'un fongus qui a légèrement altéré sa surface. Il se trouverait même, en un ou
deux points, ce que je n'ai pas observé, des fongosités
profondes, il faudrait évider, sans pour cela amputer ou
réséquer. *Enlever le mal, rien que le mal. Respecter
ce qui est sain, tout ce qui est sain.*

« En agissant ainsi, on doit obtenir :

« 1° Une *économie* pour l'organisme dans le travail de
réparation ;

« 2° Une *adaptation exacte* des surfaces articulaires
laissées dans leurs rapports normaux ;

« 3° La *conservation* plus complète des *capsules articulaires* ligamenteuses qui seront à peine intéressées ;

« 4° Une *précision dans les mouvements* que les
méthodes en usage ne donnent pas habituellement.

« Ce dernier point, bien important, me paraît devoir
imposer la méthode dans les synovites fongueuses du coude
par exemple : la résection, dans ces cas, paraissant délaissée
par quelques chirurgiens, en raison de la mobilité exagérée
et folle du membre qui en est assez souvent la conséquence
et qui laisse un membre inutile et embarrassant. »

Quant aux détails du manuel opératoire, des indications
et du traitement consécutif, nous renvoyons à la thèse de

de Laprade [1], où l'on trouvera tous les renseignements désirables.

Une autre méthode imaginée, il y a peu de temps, par Daniel Mollière, a été exécutée avec succès dans son service par le docteur Édouard, alors son interne. C'est la méthode à laquelle il a donné le nom de *fongotripsie* (τρίϐω). Elle consiste à presser fortement avec la pulpe des pouces tout autour du trajet fistuleux, de manière à faire saillir les fongosités par l'orifice. A mesure qu'un bourgeon fongueux devient saillant, il est énucléé avec les ongles qui l'étreignent au niveau de sa base et le dilacèrent bientôt de la même façon que le fait la curette dans le raclage. Des pressions de plus en plus fortes étant successivement faites, on arrive à faire sourdre les fongosités profondes, à les énucléer comme des pépins mélangés à la pulpe des fruits et progressivement les tissus sont peu à peu débarrassés des produits fongueux. Pendant tout le temps de l'opération les ongles agiront pour broyer les fongosités amenées à la surface par la pression incessante de la pulpe des pouces. La fongotripsie est douloureuse; chaque séance ne doit durer que peu de temps, une ou deux minutes. Après l'avoir pratiquée, on fait un pansement antiseptique, puis on répète l'opération tous les cinq ou six jours. En suivant ces préceptes, on a pu obtenir de bons résultats, ainsi qu'en témoignent deux observations qui nous ont été communiquées et dont nous donnons plus loin la relation.

Il faut reconnaître cependant que la fongotripsie ne peut que rarement être avantageusement employée, pour les

---

[1]. De Laprade. *Traitement de l'arthrite fongueuse par l'abrasion intra-articulaire*. Thèse de Paris, 1880.

synovites fongueuses articulaires. Elle ne pourrait permettre
en effet, de vider une articulation des fongosités profondes
que renfermeraient les cavités anfractueuses. Elle semble
donc, par ce fait même, avoir une infériorité marquée sur
le raclage ou l'arthroxésis. Mais, par contre, elle pourrait
peut-être devenir une méthode de choix pour les fongosités
tendineuses. Il suffirait, en effet, d'inciser les téguments
et d'opérer comme il vient d'être dit, pour pouvoir dépouiller
absolument la gaine synoviale et le tendon, des fongosités
qui s'y trouvent; et nous ne serions pas éloigné de croire
que cette intervention faciliterait, dans une certaine mesure,
la libération du tendon qui est parfois assez difficile à
obtenir.

Les procédés qui ont été jusqu'à présent recommandés
et suivis pour la guérison des synovites tendineuses
arrivées à un développement assez notable sont seulement
au nombre de deux.

1° L'ablation au bistouri du tissu fongueux et la libération
du tendon par la dissection. Les observations publiées par
Bidard et par le professeur Trélat nous montrent des
exemples où pareil procédé fut appliqué avec succès; mais
les auteurs ont soin d'insister sur les difficultés qu'offrit
souvent la dissection du tendon et son isolement du tissu
fongueux ambiant.

2° Le raclage à l'aide de la curette a été d'autres fois
mis en usage et a également donné de bons résultats. Mais,
d'après ce que nous avons dit de la possibilité d'une destruction partielle du tendon par les fongosités, on comprend
que le grattage effectué dans de telles conditions puisse
aisément amener une solution de continuité du tissu tendineux. C'est pour cette raison que la fongotripsie, qui

semble agir d'une façon moins brutale, pourrait peut-être offrir ici quelques avantages. Son application n'ayant point jusqu'à présent été faite pour de tels cas, nous devons exprimer cette opinion avec réserve et en attendre la confirmation ou l'infirmation par les tentatives ultérieures dont elle pourra devenir l'objet.

OBSERVATIONS

OBSERVATION I

*Synovite fongueuse des péroniers latéraux. — Raclage
des fongosités. — Guérison.*

(Recueillie dans le service du docteur Bouilly et publiée par Lacaze, interne,
dans la *Gazette Médicale de Paris* de 1881, p. 438.)

Berthe M..., polisseuse, âgée de vingt-quatre ans, entre à
l'Hôtel-Dieu le 29 juillet 1870, salle Saint-Augustin, numéro 8,
dans le service de M. Cusco, suppléé par M. G. Bouilly.

Elle a eu dans son enfance une scarlatine et une fièvre
typhoïde.

La menstruation s'est établie à l'âge de quatorze ans. Depuis
cette époque, les règles se sont montrées assez régulièrement;
mais, depuis trois ans, sans cause connue, elles sont devenues
très peu abondantes, composées seulement d'un peu de sang
pâle.

Cette malade ne porte pas de traces de scrofules, elle n'a

jamais été sujette aux maladies d'yeux, et n'a jamais présenté d'engorgements ganglionnaires.

Depuis l'âge de la puberté, elle s'enrhume très facilement, surtout en hiver.

Elle n'est ni syphilitique ni rhumatisante.

Au mois de décembre 1878, elle commença à souffrir dans la région de la malléole externe; bientôt se montra du gonflement, la chaussure devint trop étroite. En même temps apparaissaient des troubles fonctionnels caractérisés par une certainé maladresse dans la marche, la malade se donna une série d'entorses légères.

Vers février et mars 1879, d'après les indications de la malade, le gonflement occupait toute la région de la gaine des péroniers latéraux ; il n'y avait pas de changement de couleur à la peau. La douleur était très vive pendant la marche ; elle se montrait aussi la nuit et se prolongeait vers le genou.

Le 14 mai 1879, elle entra dans un service de médecine (salle Sainte-Marie, numéro 33, à l'Hôtel-Dieu), pour une bronchite accompagnée de crachats striés de sang.

On traita l'affection du pied par l'application de cataplasmes. La peau devint rouge : on fit une incision à la partie inférieure au-dessous de la pointe de la malléole ; il ne s'écoula que du sang.

Depuis lors, les fongosités se sont montrées par la plaie ; une perforation de la peau s'est faite spontanément à la partie supé-rieure du gonflement, à peu de distance au-dessus de la malléole.

On fit passer la malade en chirurgie le 29 juillet.

On la trouve dans l'état suivant :

La jambe droite est augmentée de volume à la partie inférieure; la région antéro-externe du pied est le siège d'un empâtement très prononcé. De plus, on voit dans la région du péroné, une saillie assez appréciable. Cette saillie semble contourner la partie infé-rieure de la malléole externe sur laquelle elle empiète: elle a la forme d'une sorte de boudin à la partie inférieure ; elle se rétrécit en arrière de la malléole, puis redevient diffuse et se confond avec le gonflement général des parties voisines.

La peau, dépouillée de son épiderme au-dessus du collet de la malléole, est rouge, violacée ; il existe deux perforations : l'une de 1 1/2 centimètre de diamètre, siège à la partie inférieure de la malléole; l'autre, de 3 1/2 centimètres de diamètre, se voit au-dessus du collet de la malléole. Par ces orifices, dont les bords sont décollés et déchiquetés, font issue des fongosités d'aspect violacé.

La palpation donne la sensation d'un empâtement diffus de toute la région externe de la jambe; en outre, au niveau des points les plus saillants de la tuméfaction, on sent une mollesse toute spéciale, une fausse fluctuation.

La pression sur le **péroné** est peu douloureuse. La douleur provoquée paraît siéger surtout en arrière de la malléole, sur le trajet des péroniers latéraux. L'extrémité inférieure du péroné ne paraît pas augmentée de volume.

Les mouvements du pied, spontanés ou provoqués, ne sont pas douloureux; vient-on à fléchir le pied et à le maintenir dans cette position, les contractions du long péronier latéral exécutées par la malade pour ramener le pied dans l'extension ne sont pas douloureuses. Les mouvement de torsion du pied en dedans ne provoquent pas non plus de douleur. On peut en conclure que si les gaines tendineuses elles-mêmes ont pu être le siège primitif des lésions, les tendons ont été en grande partie respectés, ce qui constitue un signe favorable pour le pronostic.

L'exploration par le stylet donne les résultats suivants : par chacun des orifices, on pénètre assez facilement jusque vers les limites des parties faussement fluctuantes ; on a la sensation d'une légère résistance vaincue, et l'on sent que l'on traverse les fongosités; mais, en aucun point, on ne perçoit la sensation que donne un os dénudé ; le péroné paraît donc sain.

Tels sont les résultats fournis par l'exploration directe.

La malade ajoute que la marche est douloureuse, que la douleur est surtout prononcée la nuit, qu'elle est parfois lancinante et s'accompagne de temps à autre de spasmes musculaires qui déterminent dans le pieds de véritables soubresauts, enfin qu'elle provoque l'insomnie.

Les fonctions digestives sont paresseuses, peu d'appétit.

Fonctions respiratoires : la malade tousse. Sommets douteux.

Opération, le 4 août 1879.

La malade étant endormie, on applique la bande d'Esmarch. Une incision au bistouri est commencée, au-dessous de la malléole qu'elle contourne, et continuée sur la région externe jusqu'à la partie moyenne de la jambe.

Les lèvres de la plaie étant relevées, on pénètre dans une sorte de foyer rempli d'un tissu analogue aux fongosités qui sortent par les points ulcérés.

Ces fongosités adhèrent à la peau, qui est amincie en plusieurs points, déchiquetée au bord des ulcérations. Peu adhérente, du reste, aux tissus fongueux sous-jacents, elle se laisse facilement décoller.

Les tissus fongueux ont une coloration blanc grisâtre; ils sont mous, gélatineux, traversés par des vaisseaux sanguins qui, rompus en quelques points, ont donné lieu à de petites hémorhagies interstitielles; de là l'aspect violacé, noirâtre, que l'on trouve en quelques points. Vers la partie inférieure de la plaie, le tissu des fongosités, blanchâtre, est plus résistant ; il présente un aspect lardacé. A l'aide d'une rugine mousse, on parvient facilement à décoller la peau sur une étendue considérable. On constate ainsi que les fongosités s'étendent assez loin sur la face externe de la malléole, sur toute la région externe de la jambe, depuis le tendon d'Achille jusqu'à la crête du tibia en avant.

Par leur partie profonde, les fongosités adhèrent à l'aponévrose de la jambe, qui est perforée en plusieurs points au niveau des muscles péroniers latéraux. A la partie inférieure, après avoir enlevé les fongosités, on peut voir les tendons des péroniers, et surtout celui du long péronier latéral, glissant dans la gaine synoviale qui les entoure; celle-ci est perforée à sa partie supérieure dans une étendue de 2 1/2 centimètres environ, et, par cette ouverture, on voit le tendon du long péronier dénudé, de couleur jaunâtre, et présentant un petit pointillé rougeâtre dans une étendue correspondant à la perforation de la gaine.

Sur tous les autres points, le tendon paraît sain, et il est très facile de constater, en imprimant des mouvements au pied qu'il glisse très facilement dans sa gaine.

Si donc il est possible, probable même, que la gaine ou le tendon
aient été le point de départ des fongosités, il n'en est pas moins
vrai que, dans ce cas, les tissus péritendineux et périsynoviaux ont
été surtout intéressés. Si l'intérieur de la synoviale ne paraît pas
altéré, il n'en est pas de même de sa couche externe qui paraît
épaissie et très vasculaire, et sur laquelle les fongosités s'implantent directement.

Tandis qu'on rugine peu à peu les fongosités, on les suit par les
perforations de l'aponévrose jusque dans la loge aponévrotique des
péroniers latéraux, et l'on peut ainsi, en ruginant, remonter jusque vers les insertions supérieures de ce muscle.

A l'aide d'une sonde cannelée, on perfore de dedans en dehors
l'aponévrose et la peau, à l'union du tiers supérieur avec les deux
tiers inférieurs de la jambe, dans la région externe, et l'on introduit un drain.

Après l'opération, on constate par le toucher et la vue que le
péroné n'est nullement augmenté de volume et qu'il est indépendant du foyer de la lésion.

Nous sommes donc en présence, dans ce cas, d'une affection fongueuse qui a débuté probablement par la gaine tendineuse, ce
que semblent prouver les troubles fonctionnels (maladresse de la
marche, série d'entorses légères) observés au début; mais elle a
intéressé presque exclusivement la surface externe de la gaine.
Les fongosités se sont propagées rapidement dans le tissu cellulaire
voisin et ont envahi successivement, outre les couches sous-
cutanées de la région externe de la jambe, le tissu cellulaire
sous-aponévrotique de la loge des péroniers latéraux.

Les suites de l'opération ont été aussi bénignes que possible:
pas d'hémorhagie, pas de douleur excessive, pas de fièvre.
Le thermomètre, à 37° 6 le matin, n'a pas dépassé 38° le soir.
Pansement avec la gaze trempée dans une solution phéniquée.
Au huitième jour (22 août), la plaie est bourgeonnante, l'état
général est satisfaisant. Néanmoins la guérison demande quatre
mois.

La malade fut revue le 6 novembre 1880, plus d'un an après son
opération ; elle revenait consulter à l'hôpital pour une affection

thoracique qui donnait les signes d'une adénopathie trachéo-
bronchique.

Du côté du pied, la guérison est parfaite ; l'attitude est normale,
les fonctions s'exécutent comme si rien n'avait été fait ; l'action et
la résistance du long péronier latéral sont des plus manifestes. Il
ne semble pas y avoir la moindre adhérence entre la cicatrice et les
gaines tendineuses ; le résultat est excellent. Mais la malade a pâli
et maigri ; elle est tourmentée par une oppression constante et une
toux répétée, et il est bien à craindre qu'elle ne fasse de la tuberculose pulmonaire.

OBSERVATION II

Synovite tuberculeuse des gaines tendineuses.

(Publiée par le professeur TRÉLAT et JAMIN, dans le *Progrès médical*
du 13 mai 1882.)

La nommée F., dix-neuf ans, domestique, entre à l'hôpital
Necker, dans le service de clinique chirurgicale de M. le profes--
seur Trélat, le 14 décembre 1881.

Cette jeune fille a eu une enfance assez manifestement strumeuse
(maux d'yeux, glandes au cou). Elle s'est toujours très facilement
enrhumée, dit-elle ; mais elle a eu surtout des coryzas fréquents et
prolongés, ne toussant pas ou très peu. Elle ne présente, du reste,
actuellement aucun signe de tuberculose pulmonaire, et ses antécédents héréditaires ne semblent pas la prédisposer à cette diathèse.
Ajoutons que la menstruation, qui s'est établie difficilement
il y a seulement deux ans (la malade avait alors dix-sept ans), a
toujours été irrégulière et a même complètement cessé depuis plus
de dix mois ; elle est remplacée depuis lors par une leucorrhée,
habituellement très abondante.

Il y a dix-huit mois environ (juillet 1880), alors qu'elle était
domestique en province, cette malade commença à ressentir sans
cause appréciable des douleurs très vives dans tout le doigt

médius de la main droite et dans toute la région métacarpienne
correspondante. Elle ne pouvait même, à ce moment, aucunement
se servir de sa main. Quelques semaines après le début de ces
douleurs, elle s'aperçut que le doigt augmentait de volume au niveau de la face palmaire de la première phalange.

Après avoir duré, avec bien des intermittences, pendant près d'une
année, ces douleurs ont fini par disparaître il y a environ six mois.
Quant au gonflement, loin de diminuer, il augmenta lentement et
graduellement. C'est cette tumeur qui, seule, détermine la malade
à demander son admission à l'hôpital.

A son entrée, la première phalange du médius droit se présente
de la façon suivante : face dorsale absolument normale ; bords très
légèrement tuméfiés et déterminant ainsi un certain écartement
des doigts voisins.

Face palmaire, constituée par une *tumeur* saillante de 1/2 centimètre environ, indolore donnant à la pression la sensation
d'une fausse fluctuation qui n'est que de la mollesse. Cette tumeur
se prolonge en haut sur les tendons fléchisseurs avec lesquels elle
s'engage sous le pont fibreux de l'aponévrose palmaire et remonte
en soulevant un peu cette aponévrose jusqu'à la limite de l'éminence thénar. Mais elle ne semble pas entraver considérablement
les mouvements de flexion du doigt, qui ne sont qu'un peu diminués,
peut-être par le fait : 1° de la roideur articulaire résultant d'une
insuffisance d'exercice des phalanges ; 2° de la présence même de la
tumeur, qui, venant s'interposer entre le doigt et la main dans le
pli digito-palmaire, empêche la flexion complète. Elle se meut
d'ailleurs un peu avec les tendons, mais son déplacement est très
limité. Ajoutons que cette tumeur paraît, dans sa partie phalan-
gienne, très peu adhérente à la peau, qui n'est aucunement mo-
difiée ; à la main, nous avons dit qu'elle s'enfonçait sous l'aponévrose, avec les tendons.

Le diagnostic *synovite fongueuse de la gaine tendineuse* est
posé par M. le professeur Trélat, qui propose l'extirpation de la
tumeur à la malade, laquelle accepte.

Opération, le 22 décembre. — Après anesthésie complète par
le chloroforme et application de la bande d'Esmarch :

1° Incision médiane et verticale s'étendant à toute la face palmaire de la première phalange et à presque toute la longueur du métacarpien correspondant (8 à 9 centimètres, longueur de la tumeur). ·

2° Ablation d'une tumeur allongée en forme de boudin, irrégulièrement lobulée, de consistance demi-molle, avec des foyers jaunâtres plus ramollis, d'une coloration gris-rosée, rappelant celle de la parotide, tenant modérément à la face profonde de la peau, mais très adhérente à tout le pourtour du tendon fléchisseur superficiel dont elle se laisse difficilement isoler ; en tenant toute la circonférence du tendon superficiel, elle s'insinue entre celui-ci et le profond, auquel elle adhère à peine.

3° Dissection lente et minutieuse de ces tendons, de l'interosseux et du lombrical correspondants, la tumeur se prolongeant assez loin sous l'aponévrose palmaire. Elle est enlevée en totalité.

4° Sutures au fil d'argent ; petit drain ; pansement de Lister, qu'on renouvelle les 23, 25, 27 et 29 décembre. Quand nous quittâmes le service fin décembre, la plaie semblait cicatrisée par première intention. Depuis lors, nous avons appris qu'elle s'était désunie en un point et avait assez abondamment suppuré.

Examen histologique. — Cette tumeur, examinée par M. Latteux, chef du laboratoire de la clinique chirurgicale de l'hôpital Necker, présente à étudier : 1° un *tissu fibreux* formant la majeure partie de la tumeur, plus ou moins compacte et modifié suivant les points qu'on examine ; 2° des *foyers tuberculeux*, avec nodules et cellules géantes.

Le tissu fibreux de cette tumeur est constitué par le groupement de fibres conjonctives renfermant de nombreux éléments embryonnaires ; très dense et très serré en certains points, il est, au contraire, en d'autres endroits, très lâche et rempli d'éléments adipeux, au milieu desquels existent de magnifiques capillaires embryonnaires. Toute une région est même infiltrée de gouttes huileuses indiquant une régression complète du tissu.

Dans certaines parties de la tumeur, on rencontre des îlots jaunâtres, entourés d'une zone conjonctive plus serrée et plus riche en éléments embryonnaires. Ces îlots (amas tuberculeux),

constitués par un ensemble d'éléments cellulaires, se colorant en
jaune par le picro-carminate, laissent apercevoir dans leur
masse quelques noyaux rouges assez rares; le tout est plongé dans
une sorte de gangue granuleuse et amorphe. Le centre est occupé
par une cellule géante à contours très limités, ovoïdes et contenant
un grand nombre de noyaux. Bien qu'existant dans la plupart des
nodules tuberculeux, cette cellule géante n'est cependant pas
absolument constante.

OBSERVATION III

*Synovite probablement tuberculeuse des gaines des flé-
chisseurs de la main gauche, consécutive à un traumatisme. — Tuberculose pulmonaire.*

(Publiée par Terrier et Verchère dans la *Revue de Chirurgie*
du 10 juillet 1882.)

La nommée A... Elisa, âgée de vingt-trois ans, lingère, entrée
à l'hôpital Saint-Antoine le 28 janvier 1882, est couchée au lit
n° 19, salle Lisfranc (service de M. F. Terrier).

Il y a quatre mois, cette malade, ordinairement en bonne santé,
sans *syphilis*, sans antécédents strumeux, se fit une plaie à la
face antérieure du poignet gauche; elle fut prise entre une machine à coudre et une fenêtre, et la plaie qui suivit fournit une
assez grande quantité de sang. Pansée presque immédiatement, la
cicatrisation marcha d'abord rapidement, puis s'arrêta lorsqu'il ne
resta plus qu'une toute petite surface bourgeonnante.

Un mois après, elle vit apparaître dans la même région et *sans
grande douleur* une tumeur qui, peu à peu, amincit la peau,
rougit, puis s'ulcéra, en donnant issue à une certaine quantité de
pus. Dès lors, cette plaie persista et continua à suppurer.

A l'entrée, assez bon état général; la malade est un peu pâle;
aspect lymphatique; ganglions nombreux et volumineux sur les

côtés du cou, formant de véritables chaînes : ils sont mobiles et non douloureux.

A l'avant-bras gauche, sur le *bord radial*, à 7 centimètres de l'interligne articulaire, on trouve une ulcération assez profonde, dont les bords sont découpés, irréguliers, décollés, et recouvrent une excavation granuleuse, bourgeonnante, donnant issue à du pus mal lié. Le pourtour de la plaie est violacé, couleur jambon, absolument analogue à ce que l'on trouve dans les syphilides ulcéreuses cicatrisées. Explorée avec le stylet, la plaie saigne facilement, mais on ne pénètre pas jusqu'à l'os.

Cette ulcération se continue avec le tissu de cicatrice, résultat de la plaie que se fit la malade.

Sur le *bord cubital*, au niveau du poignet du même côté, on trouve une tumeur fluctuante, *non douloureuse ;* la peau est amincie, rouge, et semble prête à se rompre. On en fait immédiatement l'ouverture au bistouri, et on donne issue à une cuillerée à bouche de pus mal lié. La peau recouvre une cavité assez grande, dans laquelle on peut promener un stylet. Pansement de Lister.

Dans la main, à l'union de l'éminence hypothénar et de la paume, petite ulcération de même nature qu'à l'avant-bras.

Les doigts médius, index et petit doigt sont fléchis ; l'extension, est presque impossible, elle est douloureuse.

A la percussion de la poitrine, diminution de la sonorité du côté droit en arrière, dans la fosse sus-épineuse. A l'auscultation, respiration saccadée, expiration prolongée et rude au sommet droit ; pas de râles. Aucun autre symptôme fonctionnel de tuberculose pulmonaire.

Peu à peu, dans les jours suivants, l'incision faite au bistouri s'ulcère, prend les mêmes caractères que l'ulcération radiale de l'avant-bras ; il reste une petite plaie bourgeonnante, limitée par la peau, formant de petits bourrelets irrégulièrement découpés ; elle est violacée, amincie. On continue le pansement à l'acide phénique.

A l'intérieur : huile de foie de morue, vin de quinquina, lait.

Au 1ᵉʳ mars, les ulcérations présentent le même aspect, il n'y a pas de modifications sensibles, l'extension des doigts semble un peu plus facile.

La malade est pansée à l'iodoforme; en introduisant un stylet dans les divers orifices, on pénètre dans un trajet assez étendu qui suit la gaine des fléchisseurs.

Malgré ce nouveau pansement, il se fait peu de changement, les ulcérations persistent avec les mêmes caractères.

La malade demande sa sortie le 10 mars, malgré l'état station . naire de son affection.

En résumé, à la suite d'un traumatisme et un mois après environ, apparition, au bord radial de l'avant-bras, d'une tumeur fluc‑ tuante, qui s'ulcère et reste fistuleuse; peu après, mais ici au bord cubital, mêmes accidents ; enfin troisième ulcération dans la paume de la main. Ces trois ulcérations fournissent du pus grumeleux, elles pénètrent profondément et suivent le trajet de la gaine des fléchisseurs des doigts.

OBSERVATION IV

Synovites tuberculeuses des gaines de l'extenseur des doigts de la main droite, des fléchisseurs de la main gauche. — Tuberculose pulmonaire rapide. — Mort. — Autopsie.

(Publiée par TERRIER et VERCHÈRE dans la *Revue de chirurgie* du 10 juillet 1882.)

La nommée C... Thérèse, âgée de soixante-cinq ans, marchande des quatre-saisons, entre le 28 septembre 1881 à l'hôpital Saint-Antoine, salle Lisfranc, lit n° 6 (service de M. F. Terrier).

La santé de cette malade a été bonne jusque dans ces derniers temps. Dans son enfance, il est impossible de trouver trace de scrofules, pas de maux d'yeux, ni de maux d'oreilles, pas d'adé‑ nites cervicales. Vers l'âge de dix-huit ans, elle eut des migraines assez fréquentes, mais de peu de durée ; douleurs névralgiques à cette époque. qu'elle rapporte à de mauvaises dents.

A l'âge de vingt-cinq ans, abcès de l'aisselle à la suite d'une piqûre qu'elle s'était faite au doigt. L'abcès fut ouvert et guérit rapidement.

A vingt-six ans, elle eut un enfant ; les couches furent régulières ; puis une jambe enfla subitement, fut très douloureuse ; il est permis de supposer qu'il se développa une *phlegmatia alba dolens* post-puerpérale.

Depuis cette époque, sa santé fut toujours excellente ; pas d'antécédents tuberculeux, pas de trace de syphilis. A ce point de vue, elle est interrogée à plusieurs reprises et avec soin ; il est impossible de trouver le moindre phénomène que l'on puisse rattacher à cette infection : ni éruption d'aucune sorte, ni céphalalgie nocturne, ni plaque dans la bouche ou la gorge.

Elle a perdu une fille âgée de vingt et un ans à la suite d'une affection pulmonaire qui dura trois semaines.

Depuis quinze ans, elle fait un métier des plus pénibles ; elle est marchande des quatre-saisons ; exposée à la pluie, au froid, elle résistait néanmoins ; mais dans ces dernières années elle s'enrhumait plus facilement. Elle n'a jamais eu d'hémoptysie, pas de sueurs nocturnes ; l'appétit s'est toujours conservé intact. Elle n'a jamais été grasse et ne s'est pas aperçue avoir maigri.

Il y a six mois, elle fit une chute sur le bras gauche, qui lui contusionna les doigts auriculaire et médius. Elle garda dans ces deux doigts une légère douleur pendant quelques jours, puis tout rentra dans l'ordre.

Cinq mois avant son entrée à l'hôpital apparurent les lésions dont elle est atteinte encore aujourd'hui.

Elle s'aperçut, dit-elle, d'une écorchure à la face palmaire du petit doigt gauche. Cette écorchure resta stationnaire, sans lui causer autre chose que de la gêne. Puis, bientôt après, apparut une tumeur sur la face antérieure de l'*avant-bras gauche*, à deux travers de doigt de l'interligne radio-carpien. Cette tumeur ne fut pas douloureuse au début ; les doigts cessèrent d'agir facilement, ils se fléchirent dans la main, et leur extension devint à peu près impossible.

La peau, violacée, s'amincit peu à peu, et au bout de quinze jours l'ouverture se fit spontanément; il sortit, dit-elle, un verre de pus. L'ouverture ne se ferma pas, et l'ulcération prit dès le début l'aspect que nous décrirons plus loin. Quatre mois après, un abcès de même nature se produisit à la face palmaire du petit doigt du même côté.

Enfin, il y a deux mois, apparition d'une nouvelle tumeur sur la région médiane de la face postérieure de l'avant-bras droit. Le pus est évacué au moyen de deux ouvertures distantes de 5 centimètres et disposées suivant l'axe du membre. Drainage,

Au 1er janvier 1882, nous voyons la malade pour la première fois, elle présente les symptômes suivants :

Elle est maigre, la face grippée; les pommettes sont saillantes, rouge vif; elle se plaint de tousser et crache assez abondamment; pas d'hémoptysies, pas de vomissements, pas de diarrhée. L'appétit est faible. Le soir, elle a de la fièvre, léger frisson revenant vers les quatre heures; la température monte alors à 38°, 38°,5, 39°. Le matin, elle reste à 37°, 37°5. Le pouls normal, plus rapide le soir.

A la percussion, douleur sous-claviculaire, matité des deux côtés au sommet, en avant et en arrière, s'étendant jusqu'à la moitié de la hauteur du thorax. A l'auscultation, respiration soufflante et craquements humides plus abondants du côté droit.

Du côté des membres, on constate, au niveau de la *face palmaire de l'avant-bras gauche*, une ulcération irrégulière, large comme une pièce de 50 centimes, dont les bords sont décollés et formés par la peau taillée comme à l'emporte-pièce. Cette peau est bleuâtre, violacée, dans l'étendue de 1 à 2 centimètres, sur tout le pourtour de l'ulcération; elle est mince, et on peut la soulever facilement en passant un stylet au-dessous d'elle par l'ouverture fistuleuse. Le fond de cette ulcération est bourgeonnant, rouge vif, recouvert d'un liquide séro-purulent plutôt que franchement purulent. Si l'on introduit un stylet, on pénètre dans un canal qui s'étend très loin, sur une longueur de 6 à 8 centimètres et suivant l'axe de l'avant-bras, se dirigeant vers la paume de la main.

Au niveau du petit doigt gauche, on trouve, à la partie antérieure de la première phalange un petit orifice de même aspect et donnant issue à un liquide semblable ; le stylet pénètre dans la gaine du tendon fléchisseur.

Les doigts sont fléchis ; l'extension est douloureuse et incomplète.

A *l'avant-bras droit,* on constate une lésion semblable provenant d'un abcès qui évolua de la même façon. Cette ulcération, irrégulière, à bords découpés, siège sur la *face dorsale*, au niveau du tiers inférieur de l'avant-bras. La peau présente les mêmes caractères : amincissement, décollement, coloration bleuâtre, violacée, et donne accès dans un trajet fistuleux assez étendu.

Le 3 janvier, cette région dorsale de l'avant-bras devint douloureuse ; la malade fut prise d'un léger frisson, et on vit apparaître, un peu au-dessus du poignet, une petite tumeur fluctuante ; la peau s'amincit rapidement, et, le 6 janvier, on fit l'incision et le drainage d'une petite poche séro-purulente. Pansement phéniqué.

Le 9 janvier, un nouvel abcès apparait sur la face dorsale de la main du même côté ; nouvelle incision, drain.

Ces abcès ne présentent aucune tendance à la cicatrisation, malgré l'ouverture et le passage des drains ; la peau s'amincit peu à peu, se détruisit en grande partie, et, sur la face dorsale de la main, prit les caractères qu'elle présentait au niveau des ulcérations existant déjà lorsque l'on vit la malade pour la première fois.

L'état général s'aggrave de jour en jour, la toux devient plus fréquente, l'amaigrissement augmente encore ; l'appétit est nul ; la fièvre ne cesse plus ; le soir, la température monte à 39°,5, 40°. A la fin du mois de janvier apparaît une dyspnée continuelle. A ce moment, à l'auscultation, on perçoit des craquements humides dans toute la hauteur des poumons en arrière.

Le 30, la dyspnée devient encore plus marquée ; pendant la nuit, crises d'étouffement. On applique à la malade 30 ventouses sèches.

Le 31, même état. Nouvelles applications de 60 ventouses. État asphyxique, cyanose. La malade meurt dans la nuit du 31 janvier au 1ᵉʳ février.

Le 1ᵉʳ février, au matin, on enlève pour être examinés au microscope, des fragments des ulcérations;

Le tendon et une portion de la gaine de la partie antérieure de la première phalange du petit doigt gauche;

Des tendons fléchisseurs et de la peau à gauche;

Une portion de la gaine de la face dorsale droite ;

Un tendon de la face dorsale de la main droite.

A l'autopsie, faite le 2 février, on trouve les poumons farcis de tubercules dans toute leur hauteur, surtout à droite; quelques points sont ramollis; au sommet existent deux ou trois petites cavernes superficielles.

Rien du côté des autres organes.

L'utérus est bourré de corps fibreux interstitiels et sous-péritonéaux.

Du côté de l'avant-bras gauche, à la face antérieure, l'ouverture donne accès dans un trajet formé par la gaine des tendons fléchisseurs ; ceux-ci sont sains, et, à 4 centimètres au-dessous de l'ulcération la synoviale semble normale; au niveau de l'ulcération, les tendons sont entourés par un véritable manchon de tissu épaissi lardacé, se prolongeant en arrière jusque sur la face antérieure du fléchisseur profond sain, et séparant le tissu morbide du squelette. Aucun prolongement ne s'étend jusqu'à l'os; en avant, le tissu cellulaire sous-cutané a disparu, et le tissu épaissi est adhérent à la peau, qui semble faire partie de la tumeur. Celle-ci es localisée et ne s'étend pas à la partie inférieure de la gaine. Dans la paume de la main, les gaines des tendons sont absolument intactes.

Un peu au-dessus de l'apophyse styloïde du cubitus et en avant, le long du bord interne du faisceau des fléchisseurs, on trouve un petit abcès, dont la paroi est formée de tissu analogue à celui que nous avons décrit plus haut et semble accolée à la synoviale le long du tendon fléchisseur du petit doigt. Un prolongement s'étend jusque sur la face antérieure du cubitus, mais n'existe que sur la face antérieure du périoste. *Celui-ci est sain, nullement décollé.*

Pour s'assurer de l'*état normal de l'os*, le cubitus est enlevé. Son enveloppe périostique est intacte, elle n'est décollée en aucun point. Nulle part le pus n'est en contact avec l'os, nulle part celui-ci n'a été le point de départ de l'abcès. Fendu et cassé (et non scié) dans toute sa longueur, le cubitus fut examiné avec soin et il a été impossible à l'œil nu ou à la loupe de découvrir la moindre trace de tubercule osseux. La moelle est graisseuse, mais nullement malade.

Au niveau du petit doigt de la main du même côté, on trouve un manchon de tissu lardacé entourant le tendon fléchisseur. Même localisation de la lésion.

A droite, le drain passé sur la face dorsale de l'avant-bras est en contact médiat avec les tendons extenseurs ; ceux-ci sont absolument sains ; les parois de l'abcès sont formées par la gaine épaissie dans une longueur de 7 centimètres, adhérente aux tissus voisins et se confondant avec eux. La peau est amincie et fait corps avec la tumeur.

Même lésion sur la face dorsale du poignet et de la main droite.

En résumé, les ulcérations palmaires du petit doigt et de l'avant-bras gauche siégeaient au niveau des gaines tendineuses des fléchisseurs et donnaient accès dans leur cavité, épaissie et indurée à ce niveau. Les mêmes lésions s'observaient à l'avant-bras droit, ainsi qu'au poignet et à la main, mais ici sur la face dorsale du membre.

L'examen histologique des tissus malades a été fait au Collège de France par M. Gilson, interne du service. Les pièces ont été durcies par l'alcool, l'acide picrique, la gomme et l'alcool. Les coupes, montées dans la glycérine, ont été, au préalable, colorées soit par le picro-carmin, soit par l'éosine, soit par le bleu d'aniline, soit par le violet de méthylaniline.

En procédant de la superficie vers la profondeur, nous observons les tissus suivants :

1° La *couche cornée et le corps muqueux de Malpighi.* — Ces deux couches ne présentent aucune altération. Dans plusieurs points, on voit l'embouchure des conduits excréteurs des glandes sudoripares à la surface de l'épiderme. Ces canaux ne présentent rien d'anormal, ainsi d'ailleurs que la partie profonde des glandes sudoripares que nous rencontrons dans le derme.

2° Le *derme*. — Le derme ne présente rien de particulier dans sa portion superficielle. Mais au-dessous des papilles, dans la partie profonde du derme, on voit entre les faisceaux de tissu conjonctif de *nombreuses cellules embryonnaires*. Même dans certains points, on observe des amas de cellules embryonnaires sans interposition de tissu conjonctif.

3° La *synoviale tendineuse*, entourant les tendons des fléchisseurs. — De cette synoviale, la portion conjonctive seule est visible. L'épithélium n'a laissé aucune trace, ce qui d'ailleurs est normal, étant donné le mode de préparation. Les deux feuillets de la synoviale adhèrent entre eux dans presque toute leur étendue, si bien que les tendons semblent fixés aux tissus environnants. Les faisceaux de tissu conjonctif qui forment la synoviale sont infiltrés de cellules embryonnaires, moins abondantes cependant qu'au niveau du derme. De plus, on constate que la plupart des vaisseaux ont subi de notables altérations. Les uns ont leur calibre rétréci par des néoformations de cellules embryonnaires ; d'autres, en plus grand nombre, ont leur calibre presque oblitéré ; enfin, *en quelques points, la lumière du vaisseau est complètement oblitérée.* Dans ce dernier cas, on voit le centre du vaisseau rempli de cellules rondes, et l'on aperçoit à la périphérie les tuniques du vaisseau très infiltrées aussi de cellules embryonnaires. Dans plusieurs points, on trouve une *cellule géante* au *centre du vaisseau*. Dans aucun point on n'observe de processus caséeux.

4° Les *tendons des fléchisseurs*. — Ces tendons possèdent leur structure normale.

Nous sommes en présence de lésions inflammatoires de nature probablement tuberculeuse. La présence des cellules géantes et l'oblitération des vaisseaux sont des signes qui, sans être pathognomoniques, plaident en faveur d'une lésion tuberculeuse. D'un autre côté, l'absence de noyaux caséeux nous force à admettre le *diagnostic histologique* du tubercule d'une manière dubitative.

OBSERVATION V

Synovite fongueuse primitive des gaines tendineuses des jambier antérieur, extenseur commun et extenseur propre du gros orteil. — Incisions sur le trajet des tendons. — Raclage des fongosités. — Pansement antiseptique. — Guérison.

(Communiquée par le professeur PONCET.)

Mlle X..., âgée de quinze ans, a toutes les apparences d'une belle santé; elle n'a jamais été malade et dans son enfance n'a présenté aucune manifestation strumeuse.

Père et mère bien portants. Une tante de la jeune fille serait morte, il y a nombre d'années, d'une affection pulmonaire chronique, vers l'âge de vingt ans. Aucun antécédent rhumatismal.

La malade vint pour la première fois consulter le professeur Poncet en novembre 1880.

A cette époque, on constatait au niveau du cou-de-pied gauche une tuméfaction très apparente descendant à deux travers de doigt au-dessous de l'interligne articulaire et remontant à trois ou quatre travers de doigt au-dessus.

La tumeur, étranglée au niveau du ligament annulaire antérieur du tarse, a, dans le reste de son étendue, un peu plus du volume du pouce. Elle est assez fluctuante et il semble en pressant à ses deux extrémités que le contenu est en partie liquide. La peau a conservé sa coloration normale; en aucun point, la pression ne fait naître de douleurs.

La tuméfaction répond directement, comme siège, aux tendons des muscles de la partie antérieure de la jambe. L'articulation tibio-tarsienne est absolument indemne; tous les mouvements sont libres. Il n'existe aucun gonflement sur les extrémités osseuses voisines et la pression y est partout absolument indolente.

Le début remonte à trois mois. A ce moment, Mlle X... était à la campagne. Le gonflement serait survenu insensiblement sans traumatisme antérieur.

Le diagnostic fut : synovite chronique des gaines. La malade, chez qui, du reste, la marche ne déterminait ni douleur, ni claudication, fut soumise à un repos relatif. Des badigeonnages iodés, des bains sulfureux, une compression méthodique, etc., furent employés, en même temps que l'on instituait un traitement général.

Pendant tout l'hiver qui suivit, l'état local se modifia fort peu : la tuméfaction resta indolente et conserva son volume.

Au mois de mai 1881, la menstruation s'établit. Quelques jours avant l'apparition des règles, le gonflement devint beaucoup plus apparent sur la face dorsale du pied; en même temps, survinrent des douleurs et la peau prit une coloration rouge violacé.

En présence de cette poussée inflammatoire et de la fluctuation que l'on percevait, le docteur Poncet incisa la tumeur de haut en bas sur une longueur de 5 centimètres. L'incision donna issue à une quantité notable de sang noir, épais, renfermé dans la poche, mais il ne s'écoula pas de pus. Pansement à l'iodoforme et à la gaze phéniquée. Immobilisation du membre.

Les jours qui suivirent, la plaie se détergea; au fond de la cavité apparurent des fongosités qui furent cautérisées avec le crayon de nitrate d'argent, lors des pansements ultérieurs. Deux mois après, la cicatrisation s'était en grande partie effectuée sur les téguments, mais il restait toujours un trajet fistuleux avec des décollements multiples. La tuméfaction avait diminué surtout à la face dorsale du pied, tandis qu'au-dessus de l'articulation le gonflement persistait.

Sur ces entrefaites, à la suite d'une marche peu longue, un abcès se produisit à la partie supérieure de la tumeur et fournit une certaine quantité de pus séreux, mal lié (pus d'abcès froid). La famille ne se décidant pas à une autre intervention chirurgicale, Mlle X... fut envoyée à la campagne où elle devait continuer des pansements excitants: iodoforme, baume du commandeur, etc.

D'après les nouvelles qui furent données sur la malade à différentes reprises, on sut que le trajet fistuleux persistait, mais que l'état général se maintenait très bon. Au mois d'avril 1882, la malade revenait à Lyon. A cette époque la marche n'entraînait ni douleur ni claudication; l'articulation tibio tarsienne était abso-lument indemne ainsi que les os voisins. L'empâtement avai augmenté sur le pied, et, par l'orifice fistuleux, sorte d'écrouelle cutanée, se montraient des fongosités et s'échappait de temps à autre un liquide séro-purulent.

La santé générale de la jeune fille était des plus satisfaisantes, mais en présence de l'insuccès du traitement suivi pendant dix-huit mois, la famille accepta l'opération proposée depuis longtemps.

Le 24 mai 1882, après éthérisation et application de la bande d'Esmarch au-dessus du genou gauche, la toilette de la région étant faite avec grand soin, le docteur Poncet pratiqua sur le dos du pied une incision de 10 centimètres. Les fongosités furent abrasées à l'aide de la curette jusqu'au niveau de la partie inférieure du ligament annulaire du tarse; puis par une deuxième incision de 4 centimètres de longueur, la partie supérieure de la tumeur fut à son tour attaquée et complètement débarrassée au moyen de la curette des nombreuses fongosités qu'elle renfermait.

Pour ne pas compromettre les fonctions des muscles de la partie antérieure de la jambe, le ligament annulaire fut soigneusement ménagé; les fongosités sous-jacentes purent être abrasées en amenant le pied dans la flexion, et introduisant la curette au-dessous du ligament.

La plaie fut saupoudrée d'iodoforme sur toute sa surface, puis la réunion immédiate, faite à l'aide de plusieurs points de suture, après avoir placé deux drains aux extrémités de la solution de continuité. Un pansement antiseptique fut appliqué sur la région et le membre immobilisé au moyen d'une gouttière.

Les suites furent d'une simplicité extrême; il n'y eut aucune réaction locale, aucune menace d'arthrite tibio-tarsienne. La température axillaire s'éleva le lendemain de l'opération à 38°,1, mais redevint promptement normale.

Quelques semaines après cette intervention, Mlle X... était complètement guérie. A la fin de juillet 1882, elle était fraîche, bien portante, pleine d'entrain et de santé.

Les fongosités n'ont pas été examinées au microscope, mais elles offraient à l'œil nu tous les caractères des fongosités tuberculeuses telles qu'on les trouve dans les tumeurs blanches articulaires.

OBSERVATION VI

Synovite fongueuse des péroniers. — Poussées inflammatoires aiguës. — Incision, raclage, guérison.

(Communiquée par le docteur AUGAGNEUR.)

Victoire Labrin, chiffonnière, âgée de soixante-six ans, demeurant à Lyon, entre le 25 août 1882 à l'Hôtel-Dieu de Lyon, salle Sainte-Anne, n° 10, service du professeur Léon Tripier, suppléé par son chef de clinique le docteur Augagneur.

Cette femme souffrait depuis six mois environ de douleurs peu intenses et irrégulières, siégeant à la partie externe de la jambe gauche, en arrière et au-dessus de la malléole. Il y a quinze jours, les souffrances sont devenues assez vives pour rendre la marche très pénible. En même temps se dessinait sur la région douloureuse une tuméfaction qui a déterminé la malade à entrer à l'hôpital.

C'est une personne de haute taille, d'une maigreur extrême, paraissant être dans un état profond de misère physiologique. Mal nourrie habituellement, elle es 𝑡logée dans un taudis sordide. Elle est atteinte d'une vulvite purulente produite sans doute par un prolapsus utérin et souffre depuis plusieurs mois d'une diarrhée chronique.

Sur la face externe de la jambe et du pied gauche, en arrière de la malléole, existe une tuméfaction à grand axe parallèle à celui de la jambe. Dans le sens vertical, son étendue est d'environ 12 à 15 centimètres, mais transversalement elle n'en mesure pas plus de 4 à 5 et paraît s'enfoncer profondément en arrière de la malléole péronière. La peau est rouge, œdématiée, et conserve l'empreinte des doigts. La palpation très douloureuse fait percevoir une fluctuation profonde et assez obscure.

Les mouvements de l'articulation tibio-tarsienne sont libres ; ceux de l'articulation médio-tarsienne ne sont douloureux que si le mouvement d'adduction du pied est exagéré.

Le diagnostic porté fut celui d'inflammation aiguë survenue dans une synovite chronique de la gaine des péroniers.

L'état général de la malade laisse beaucoup à désirer. Elle tousse depuis longtemps ; toutefois l'auscultation ne donne d'autres signes que ceux du catarrhe et de l'emphysème.

26 août. — T. axillaire, 38°. Les douleurs sont vives. Immobilisation dans une gouttière. Cataplasmes de farine de lin et onguent hydrargyrique.

27 août. — T. A., 39°. Malgré l'immobilisation et les cataplasmes, les douleurs ont été très vives. La tuméfaction et la rougeur sont plus marquées.

28 août. — Mêmes symptômes. Craignant de voir l'ouverture se faire spontanément, le docteur Augagneur se décide à intervenir. Après anesthésie, une incision longitudinale de 12 centimètres est faite à 1 1/2 centimètre du bord postérieur de la malléole. Il s'écoule une assez grande quantité d'un liquide louche, séro-purulent. Les parois de la poche sont raclées avec soin au moyen de la curette, et l'on peut ainsi extraire une certaine quantité de fongosités. Après avoir lavé la cavité avec la solution phénique à 2,5 0/0, les lèvres de la plaie sont suturées à l'aide du catgut, dans toute leur étendue, sauf au niveau des deux extrémités qui reçoivent chacune un petit drain permettant d'irriguer de nouveau la poche. Le pansement antiseptique fut fait avec grand soin et une compression assez énergique fut exercée sur la plaie en la recouvrant de gâteaux de gaze antiseptique froissée. Le lendemain la temp. axill. est de 38°. La plaie n'a fourni qu'un suintement séro-sanguin peu considérable et pas une goutte de pus. Le pansement est laissé en place ; on le renouvelle seulement au bout de six jours.

Pendant tout ce temps, la température n'a pas dépassé 38° ; il n'y a pas eu de douleurs.

Le sixième jour, les drains sont enlevés et un nouveau pansement appliqué, puis défait sept jours après. A cette époque, la réunion est complète ; tous les mouvements sont faciles ; il ne persiste qu'un peu de tuméfaction.

Le 14 septembre, la malade demande sa sortie. Elle marche parfaitement.

Deux mois après, la guérison se maintient et toute trace de tuméfaction a disparu.

Les fongosités enlevées pendant l'opération ont été examinées au microscope. Sur les coupes, on distingue nettement de très nombreuses cellules embryonnaires et de distance en distance des cellules géantes et des follicules tuberculeux.

OBSERVATION VII

Arthrite fongueuse tibio-tarsienne. — Fongotripsie. Guérison.

(Recueillie par le docteur Édouard dans le service de D. Mollière, chirurgien-major de l'Hôtel-Dieu de Lyon.)

Roulp Jean, vingt-huit ans, parqueteur, né à Moline (Hautes-Alpes) demeurant cité Lafayette.

Père vivant et bien portant. Mère morte phtisique à trente-six ans. Une sœur bien portante.

Antécédents personnels : Bonne santé jusqu'à dix-huit ans. A cet âge, étant dans une région marécageuse du département de Vaucluse, il fut pris de fièvre intermittente, type tierce, pendant trois mois. A vingt-quatre ans, au service militaire, s'étant entouré le cou d'une cravate mouillée, il vit survenir dans les régions cervicale et sous-maxillaire un chapelet de glandes qui augmentèrent progressivement et finirent au bout d'un an environ par suppurer, laissant à leur suite une série de cicatrices, caractéristiques de la scrofule ganglionnaire.

Puis l'état général du malade redevint bon. Au mois de février 1882, en descendant un escalier, le malade se tordit le pied gauche en dehors. Douleurs momentanées assez vives, puis calme au bout de quelques heures. Pendant quelques jours, mouvements non douloureux. Quinze jours après l'accident, réapparition des douleurs dans l'articulation tibio-tarsienne, surtout au côté interne. Le malade alla voir une rhabilleuse qui pratiqua un massage pendant cinq à six minutes.

Au bout de huit jours, gonflement et tuméfaction au niveau de la malléole interne. Ce gonflement ne fit que s'accroître, malgré le repos absolu gardé par le malade pendant trois mois. Voyant sa maladie s'aggraver, il entre à l'Hôtel-Dieu le 11 mai 1882.

A l'examen, on constate une tuméfaction très marquée de la région tibio-tarsienne, surtout en dedans, occupant la région malléolaire interne, la débordant en avant, en arrière et en bas. Une fausse fluctuation est perçue dans tous les points tuméfiés. La peau est rouge, amincie, prête à se perforer en plusieurs endroits. La pression directe, les mouvements communiqués provoquent des douleurs très vives. Les mouvements spontanés sont impossibles.

Traitement : huile de foie de morue; sirop d'iodure de fer; eau de Challes ; bains sulfureux ; repos.

A la fin du mois de juin, les téguments s'ulcèrent et se perforent vers la partie antéro-inférieure de la malléole et des fongosités volumineuses font issue à travers la plaie dont les bords livides sont anfractueux, décollés. La zone des fongosités, correspondant à la tuméfaction pseudo-fluctuante s'avance jusqu'au milieu de la face antérieure du cou-de-pied et jusqu'au tendon d'Achille, en arrière. En bas, elle semble occuper l'interligne astragalo-calcanéen qu'elle dépasse.

Huit jours après l'ulcération, les fongosités les plus exubérantes sont enlevées par la pression avec les pouces, et, quelques jours après, on pratique le raclage avec une curette, mais sans dépasser les limites de l'ulcération. Pansement antiseptique. Cinq jours après, les fongosités sont de nouveau exubérantes. On intervient une seconde fois en les exprimant par de fortes pressions faites avec les pouces (fongotripsie) et l'on a soin d'agir sur toutes la région tuméfiée. Cette fongotripsie est faite sans aucun ménagement, mais très rapidement ; elle ne dure guère que quelques secondes, car elle est très douloureuse.

Huit jours après l'opération, en renouvelant le pansement antiseptique, on constate une notable amélioration. Les fongosités cependant se sont reproduites en petite quantité, et la tuméfaction persiste à un certain degré, mais les bords de la plaie semblent avoir de la tendanceà se cicatriser.

Une nouvelle fongotripsie est pratiquée, et l'on a recours à la même opération d'abord de huit jours en huit jours, puis ensuite tous les cinq ou six jours. Les douleurs opératoires sont de moins en moins vives et les bons résultats que l'on obtient de la méthode s'affirment de plus en plus.

Au mois de septembre, l'articulation est complètement débarrassée de fongosités, l'ulcération de la peau est réduite des trois quarts, et il ne reste plus qu'un petit bourgeon fongueux sur la face externe de la malléole, bourgeon qui ne communique pas avec la cavité articulaire et que l'on enlève avec facilité par la pression avec les pouces.

Au commencement d'octobre, la guérison est complète et la cicatrisation est terminée. La marche est normale, sans douleur ni claudication. Le malade peut marcher une heure sans trop de fatigue. Les mouvements communiqués ne sont pas douloureux. Bon état général.

Le malade, guéri, quitte l'hôpital le 19 octobre 1882.

OBSERVATION VIII

Fongosités périarticulaires. — Raclage.
(Communiquée par le docteur Édouard.)

Antoine Anselme, menuisier, âgé de quarante ans, entre à l'Hôtel-Dieu, salle Sainte-Marthe, n° 1, service du docteur Daniel Mollière, chirurgien-major, le 24 avril 1882.

Ce malade ne présente rien de particulier comme antécédents héréditaires; il est marié, a trois enfants bien portants, mais en a perdu quatre en bas âge. Jusqu'à trente-huit ans, il se porta bien ; à la suite de refroidissements, il commença alors à tousser, et, depuis cette époque, la toux a persisté aussi bien en été qu'en hiver. Les quintes de toux, fréquentes surtout le matin, n'amènent pas de vomissements. Il y a six mois, légère hémoptysie qui ne s'est pas renouvelée depuis. Sueurs nocturnes. Pas de diarrhée. Amaigrissement peu marqué.

La percussion, l'auscultation donnent seulement des signes probables, mais non certains, de tuberculose pulmonaire, peu avancée d'ailleurs.

Il y a sept mois, le malade s'est aperçu que son pied manquait de force et tournait facilement pendant la marche. Bientôt s'est montré un gonflement, siégeant d'abord exclusivement au niveau de la malléole interne. La douleur était très supportable. Cependant, le malade continuant à travailler, tout le pied présenta bientôt un gonflement notable, et, à partir de ce moment, c'est-à-dire depuis un mois, tout travail devint impossible. Un vésicatoire fut appliqué, ne produisit aucun soulagement, et le malade se décida alors à entrer à l'hôpital. Bien que le gonflement existât sur la région du cou-de-pied tout entière, il était cependant plus prononcé au niveau de la malléole interne. En divers points la pression éveillait des douleurs assez vives qui disparaissaient par le repos. Les mouvements provoqués de l'articulation tibio-tarsienne étaient libres, non douloureux. Les douleurs se montraient seulement à l'occasion des pressions exercées sur la région et les efforts de marche.

26 avril. — Anesthésie avec l'éther. Tout le tissu fongueux péri-articulaire est raclé à l'aide d'une curette et l'on s'aperçoit alors que les fongosités commencent à pénétrer dans l'articulation par sa partie interne, en un point limité, tout le reste de la cavité articulaire étant sain. Après le raclage, les bords de la plaie furent suturés, et le membre, immobilisé dans un appareil plâtré, afin d'essayer d'obtenir la réunion immédiate. Celle-ci ne put se produire; la suppuration se manifesta au sein de la plaie et un écoule-

ment purulent persista pendant environ un mois et demi. Après ce
temps la cicatrisation se fit et le malade put quitter l'hôpital dans
les premiers jours de juin 1882, complètement guéri de son affection et ayant conservé les mouvements normaux de son articulation tibio-tarsienne.

OBSERVATION IX

Fongotripsie pour une arthrite fongueuse tibio-tarsienne.
Guérison.

(Observation communiquée par le docteur ÉDOUARD.)

Adrien Tuzen, né à Mazière (Ardèche), âgé de treize ans, entre
dans le service du docteur Daniel Mollière, salle Saint-Joseph, 17,
le 8 mai 1882, pour une arthrite tibio-tarsienne droite, datant de
plus d'un an. Tuméfaction énorme autour de cette articulation,
surtout sur son côté externe. Au-dessous de cette malléole, plaie
fongueuse de la largeur d'une pièce de un franc. Autre plaie longitudinale derrière la même malléole, suivant la direction des
gaines tendineuses. Empâtement et fausse fluctuation dans le cul-
de-sac antérieur de l'articulation

Atrophie extrême des muscles de la jambe.

Antécédents : Père mort d'hémoptysie ; mère également morte ;
un frère mort à vingt-trois ans d'une affection cérébrale ; un autre
à vingt-six ans, poitrinaire. Le malade a encore un frère et une
sœur.

Il n'a jamais présenté de signes de scrofule ; mais il a eu, à l'âge
de sept ans, une tuméfaction de la partie supérieure de la jambe
droite, suivie de la formation et de l'ouverture spontanée d'un
abcès. Le petit malade eut longtemps une fistule à ce niveau et
en retira un jour un séquestre. La fistule se ferma alors. Actuellement cicatrice adhérente au niveau du tiers supérieur de la crête
du tibia droit.

Depuis son entrée à l'hôpital jusqu'en juillet 1882, le malade fut traité d'abord par les bains salés ; puis par l'immobilisation dans un bandage plâtré ; enfin par les reconstituants.

En juillet 1882, aucune amélioration ne s'étant produite, le docteur Daniel Mollière propose l'amputation du pied. Refus du malade.

M. Édouard essaie alors de vider avec des pressions vigoureuses, faites avec les pouces, les fistules pleines de fongosités. Les séances de fongotripsie ont lieu tous les cinq jours ; elles sont suivies d'un pansement antiseptique avec immobilisation dans une gouttière de jambe.

Bientôt les plaies se cicatrisent et il ne reste plus que des fistules par lesquelles s'écoule un peu de liquide séro-purulent et par où l'on fait à chaque pansement sortir les fongosités.

Au-dessous de la malléole interne, on sent sous la peau, des fongosités que l'on écrase de même avec les pouces.

En janvier 1883, les fistules sont complètement taries et cicatrisées. Le pourtour de l'articulation tibio-tarsienne est encore un peu tuméfié ; mais on n'a plus la sensation de fongosités. Toute douleur a disparu dans la jointure. Les mouvements sont limités, surtout la flexion, à cause d'une rétraction du tendon d'Achille. État général satisfaisant.

Plus tard l'amélioration s'accentua davantage encore, et, à la fin du mois d'avril, le malade pouvait être considéré comme guéri.

INDEX BIBLIOGRAPHIQUE

ALBERT. — *Manual of histology by Stricker, art. synovial membranes.* Trad. angl., 1875.

AUGAGNEUR. — *Étude de la syphilis héréditaire tardive.* Thèse de Lyon, 1879.

BABÈS. — Études comparative des bactéries de la lèpre et de la tuberculose. *Comptes rendus Acad. des Sciences,* 23 avril 1883.

—— Comparaison entre les bacilles de la tuberculose et ceux de la lèpre. *Comptes rendus Acad. des Sciences,* 30 avril 1883.

BALMER et FRAENTZEL. — *Berliner-Wochenschrift.* 1882, n° 45.

J. BARBORIN. — *De l'immobilisation par le plâtre.* Thèse de Paris, 1876.

BARWELL. — On synovial tumours in the neighbourood of joints. *The Lancet,* 1858.

BARWELL. — A treatise on diseases of joints. London, *Brit. med. jour.,* 1861.

—— Tubercular meningitis following hip-joint disease, *Med. Times and gaz.,* 1880.

BAZIN. — *Leçons sur la scrofule.*

BÉRARD, DENONVILLERS et GOSSELIN. — *Compendium de chirurgie,* t. II, 1851.

BERDINEL. — Synovite tendineuse chronique. *Bull. Soc. anatomique,* 1875.

BERGER. — Le pansement à l'iodoforme. *Revue des sciences médicales,* 15 avril 1883.

BERNE. — *Leçons de pathologie chirurgicale générale,* t. Iᵉʳ, Abcès froids. Paris, 1883.

BERTHELOT. — Kystes synoviaux tendineux. *Gaz. des hôpitaux,* 1872.

BICHAT. — *Traité des membranes.* Paris, 1827.

BIDARD. — *De la synovite tendineuse chronique ou fongus des gaines synoviales.* Thèse de Paris, 1858.

E. BLANC. — *Du pansement ouaté dans les arthrites suppurées.* Thèse de Paris, 1876.

EUG. BŒCKEL. — De l'arthrotomie antiseptique et de ses indications. *Gaz. médic. de Strasbourg*, n° 10, 1877.

J. BŒCKEL. — *Gaz. médic. de Strasbourg.* 1881, p. 1 et 126.

—— Des traumatismes chirurgicaux graves (résection, etc.) sous le pansement de Lister. *Gaz. médic. de Strasbourg*, 1881.

BOEGEHOLD. — Beiträge zur pathologie und therapie der Gelenkentzündungen. *Archiv f. klinik. Chirurg.*, Band XXVII, Heft 3 et 4.

BOILLEREAULT. — *Essai sur le rhumatisme non blennorrhagique des synoviales tendineuses et des bourses muqueuses.* Thèse de Paris, 1874.

BOLOGNESI. — *Étude sur les tumeurs des gaines synoviales du poignet.* Thèse de Paris, 1882.

BONNET. — *Traité des maladies des articulations*, t. I. Paris, 1845.

—— *Nouvelles méthodes de traitement des maladies articulaires.* Paris, 1860.

BOUCHERON. — Tubercules du testicule. — Arthrite suppurée. *Bull. Soc. anat.*, 1873.

BOUILLY. — *Comparaison des arthropathies rhumatismales, scrofuleuses et syphilitiques.* Thèse agrégation, 1878.

—— Synovite fongueuse des péroniers latéraux. *Gaz. médic. de Paris*, 1881.

BOURDELAIS. — *Sur quelques observations de scrofule chez les vieillards.* Thèse de Paris, 1876.

BOUVIER. — *Leçons cliniques sur les maladies de l'appareil locomoteur.* Paris, 1858.

BOYER. — *Traité des maladies chirurgicales*, t. IV.

BRIDDON. C. K. — Fungous arthritis ; arthrotomy and subsequent amputation (knee-joint). *Med. Rec.* 1882.

BRISSAUD. — Étude sur la tuberculose articulaire. *Revue mensuelle de médecine et de chirurgie*, 1879.

—— Tuberculoses locales. *Arch. génér. de médec*, 1880.

BROCA. — *Bulletin Société anatomique*, 1856.

BRODIE. — *Traité des maladies des articulations*, trad. française.

BRODOWSKY. — Ueber den Ursprung Riesenzellen und über Tuberkeln in Allgemeinen. *Archives de Virchow*, 1875.

BRYANT. — *A Manual for the practice of surgery*, 1879. Case of suppuration of the Knee-joint. *South. Pract.* Nashville, 1881.

BUSCH. — Eine neue Methode zur Resection oder dem Evidement der Fussgelenks bei fungöser Entzündung. *Centralb. f. Chirur.* 1882.

CADIAT. — *Traité d'Anatomie générale appliquée à la médecine.* Paris, 1879.

ALB. CARRIER. — *Du traitement de l'arthrite fongueuse par la compression.* Thèse de Paris, 1875.

CAUCHOIS. — *Bulletin Société anatomique,* 1872, p. 19.

CAZANOU. — *Des tumeurs blanches des synoviales tendineuses ou tumeurs fongueuses de ces synoviales.* Thèse de Paris, 1866.

CHASSAIGNAC. — *Annales de thérapeutique médicale et chirurgicale de Rognetta,* 1844-45.

CHOUET. — *De la syphilis dans les bourses séreuses articulaires, sous cutanés et tendineuses.* Thèse de Paris, 1874.

CLARK. — Inoculability of tubercle. *Med. times and gazette,* 1867.

CLIPPINGDALE. — An essay upon hip-joint disease. *Med. press.* London, 1882.

COLLIN. — De l'inflammation de la bourse séreuse rétro-calcanéenne. *Gaz. des hôpitaux,* 25 mars 1875.

CORNIL. — Sur un cas d'arthrite tuberculeuse. *Archives de physiologie,* 1870.

CORNIL et RANVIER. — *Manuel d'histologie pathologique,* 2e édit, t. I, Paris, 1881.

CROCQ. — *Traité des tumeurs blanches des articulations.* Bruxelles 1853.

J. CROFT. — Tubercular disease of synovial membranes and tubercular disease of joints. *Transact. path. Soc.* London, 1881.

CRUVEILHIER. — *Traité d'anatomie pathologique générale.* Paris, 1862.

—— *Traité d'anatomie descriptive.*

DEBOVE. — Lésions tuberculeuses des jointures. *Bulletin Société anatomique,* 1873.

DEFONTAINE. — *La syphilis articulaire.* Thèse de Paris, 1882.

DEVILLE. — Lésion chronique des bourses séreuses de la paume de la main. *Bullet. Soc. anat.,* 1851.

DOYEN. — Synovite fongueuse de la gaine palmaire de l'index droit. *Bullet. Soc. anat.,* 1882.

DUPLAY. — *Tribune médicale,* 1876, p. 132.

—— *Leçons de clinique chirurgicale.* Paris, 1877.

DURET. — Sur la synovite fibrineuse et ses rapports avec la tumeur blanche. *Bullet. Soc. anat.,* 1879.

A. DUREUIL. — *Contribution à l'étude des pseudo-tumeurs blanches syphilitiques.* Thèse de Paris, 1880.

DESPRÉS. — D'une maladie chirurgicale causée par la station debout. De la contusion du talon. *Gaz. des hôpitaux,* 1875.

ERICHSEN. — *The science and art of surgery.* London, 1877.

FARABEUF. — *Le système séreux.* Thèse d'agrégation d'anatomie. 1876.

FOLLIN et DUPLAY. — *Traité élémentaire de pathologie externe.*

FORMAD H. F. — The bacillus tuberculosis, etc. *Philad. med. times,* 1882.

Le Fort. — Injections modificatrices des fongosités dans l'arthrite fongueuse *Bullet. Soc. de chirur.*, 1879.

Fournier. — *Dict. de médec. et de chirurg. pratiques*, article Blennorrhagie (synovites tendineuses survenant comme complication).

Frey. — *Traité d'histologie et d'histochimie*, trad. française, Paris, 1871.

Friedlænder. — Ueber Local Tuberculose. *Volkmann's Sammlung*, 1873.

—— Bemerkungen über Riesenzellen. *Berliner Klin. Wochenschr.* 1874.

Gaujot et Charvot. — De la périostite externe chronique. *Gazette hebdomadaire*, 1879.

Giraldès. — *Leçons cliniques sur les maladies chirurgicales des enfants*. Paris, 1869.

Gosselin. — Recherches sur les kystes synoviaux de la main et du poignet. *Mémoires Acad. de médec.*, 1851.

—— *Dict. de médec. et de chirurg. pratiques*, Art. Ostéite, 1878.

—— *Clinique chirurgicale de l'hôpital de la Charité.* Paris, 1879.

Hanot. — Des rapports de l'inflammation avec la tuberculose. *Thèse d'agrégation de médecine*, 1883.

Henle. — *Anatomie des Menschen*, 1876.

Heron. — The detection of the tubercle bacillus. *The Lancet*, 1883.

Heron. — On Dr Gibbes new method for the detection of the tubercle bacillus. *The Lancet,* 1882.

Hippocrate. — *Trad. Littré*, t. IV.

Holmes. — *A system of surgery*.

—— *Maladies chirurgicales des enfants*, 1870.

Hopkins. — Tenosynovitis; its nature, symptoms and treatment. *Lancet*, 1882.
Hueter. — *Deutsche Zeitschrift für Chirurgie*, 1879.

Hulke. — Bursal swelling at the outer malleolus, containing melonsed like-bodies. *Med. times and gaz.*, 1873.

Jamain et Terrier. — *Manuel de pathologie chirurgicale*, t. II, 1878.

Jonston. — *Idæa universæ practicæ*. Amsterdam, 1652.

G. Julliard. — *De l'ignipuncture*. Genève et Paris, 1874.

Kiener. — De la tuberculose dans les séreuses. *Archiv. de physiol.*, 1880.

Kiener et Poulet. — De l'ostéopériostite tuberculeuse chronique ou carie des os. *Archiv. de physiol*, 1883.

Klebs. — Ueber die Entstehung der Tuberculose und ihre Verbreitung in Körper. *Virchow's Archiv*, 1868.

—— Uber Tuberculose. *Prag. med. Wochensch.*, 18 7.

Kocher. — *Zur prophyl. d. fungösen Gelenkentzündungen.* Leipzig, 1876.

Kock. — Beiträge zur Biologie der Bacillen. *Cohn's Beiträge zur Pflanzenlehre*, 1876.

Koch. — Zur untersuchung von Pathogenen-Organismen. *Mittheil. a. d. Kaiserl. Gesundh.*, 1881.

—— Die Œtiologie der Tuberculose. *Berliner Klin. Wochenschrift*, 1882.

Kolliker. — *Éléments d'histologie humaine*. Trad. française, 1868.

König. — Die tuberculose der gelenke. *Deutsche Zeitschrift f. Chirurgie*. 1879.

—— Ueber die Resultate der Gelenkresectionen bei Gelenktuberculose unter antiseptischer Behandlung. *Archiv. für klin. Chirurgie*, 1880.

—— Die Frühresection bei tuberculöser Erkrankung der Gelenke und die Localbehandlung tuberculöser Herde der Gelenkenden. *Verhandlungen der deutsch. Gesellschaft f. Chirurgie*, 1881.

—— Die Tuberculose der Knochen und der Gelenke. *Volkmann's klin. Vorträge*, 1882.

—— Die Tuberculose der Knocken und Gelenken und die Fortschritte in der Behandlung dieser krankheit. *Volkmann's klin. Vorträge*, n° 214, 1882.

—— Die Tuberculose der Knochen und der Gelenke. *Volkmann's klin. Vor träge*, 1882.

Köster. — Ueber fungöse Gelenkentzündung. *Archives de Virchow*, 1869.

Kyriacou. — *Synovite fongueuse chronique des gaines tendineuses de la partie antérieure de l'avant-bras, du poignet et de la main*. Thèse de Paris, 1872.

Lancereaux. — Synovite tuberculeuse des tendons des doigts de la main *Bull. Soc. anatom.*, 1873.

—— *Traité d'anatomie pathologique*. Paris, 1881, p. 195.

Langhans. — Ueber Riesenzellen mit wandstäotigen Kernen, und die fibröse Form der Tuberkels. *Virchow's Archiv*, 1868, t. XLII.

Lannelongue. — Sur une forme d'arthrite tuberculeuse ou synovite granuleuse. *Bull. Soc. de chir.* 1878, p. 295.

—— Tubercules des os. Tumeurs blanches consécutives, *Bull. Soc. de chir.* 1879, p. 867.

—— *Abcès froids et tuberculose osseuse*. Paris, 1881.

—— Coxalgie récente; cavité tuberculeuse de la tête du fémur, lésions peu accusées de la synoviale. *Bull. Soc. de chir.*, 1881.

—— Étude sur les caractères et la nature de l'arthrite dite fongueuse. Tuberculose osseuse et articulaire. *Bull. Soc. de chir.*, 1882, p. 491.

R. de Laprade. — *Traitement de l'arthrite fongueuse par l'abrasion intra-articulaire ou arthroxésis*. Thèse de Paris, 1880.

Larrey. — Tumeurs fibro-plastique sous-malléolaire externe. *Bull. Soc. de chir.*, 1866, p. 134 et 153.

Larroque. — *Recherches sur l'anatomie et la signification pathologiques du lupus*. Thèse de Lyon, 1880.

Laulanié. — *Comptes rendus de l'Acad. des sciences*, 1882.

Laveran. — Tuberculose aiguë des synoviales. *Pro rès médical*, 1876.

 INDEX BIBLIOGRAPHIQUE

LAVERAN. — *Bull. et Mém. de la Société médicale des hôpit. de Paris*, 1877.

LEBERT. — *Traité pratique des maladies scrofuleuses et tuberculeuses*. Paris, 1849.

—— *Traité d'anatomie pathologique générale et spéciale*. Paris, 1861.

LEDIGERDER. — Arthrite du genou. *Bull. Soc. anat.* 1866, p. 409.

LEE AND FENGES. — Tuberculosis of joints. *Chicago med. Jour.*, 1880.

LEGOUEST. — *Des Kystes synoviaux du poignet et de la main*. Thèse d'agrégation de chirurgie, 1857.

CH. LEROUX. — *Des amputations et des résections chez les phtisiques* Thèse de Paris, 1880.

LÉTIÉVANT. — Sur le pansement antiseptique à l'Hôtel-Dieu de Lyon. *Lyon médical*, avril, 1880.

—— Nouvelle méthode d'opération des tumeurs blanches (abrasion intra articulaire; arthroxésis). *Lyon médical*, 16 novembre 1879.

LISTER. — Gelatinous degeneration of knee-joint. Amputation ; recovery. *Medic. times and gaz.*, 1880.

LUBIMOW. — Zur Frage ueber die Histogenese der Riesenzellen in der Tuberculose. *Arch. Virchow*, 1879, t. LXXV.

LUSCHKA. — *Die Structur des Serösenhaute des Menschen*. Tubingen, 1851.

H. MAKINS. — Case of tubercular disease of the elbow-joint. *Transact. of the pathol. Soc. of London*, 1881.

MALASSEZ. — Fongosités synoviales du poignet droit. *Bull. Soc. anat.*, 1869, p. 329 et 533.

MALASSEZ et VIGNAL. — *Comptes rendus de la Société de Biologie*, 5 mai 1883.

MARCOWITZ. — Fongosités synoviales des tendons fléchisseurs du mé.lius gauche. *Gaz. des hôp.*, 1862.

MARSH. — On the treatment of chronic inflammatory affection of the joints in chilhood, with reference to excision. *The Lancet*, 1880.

MARSHALL. — Pulpy degeneration of the knee. Partial excision; death. *Boston. medic. Jour.*, 1880.

H. MARTIN. — Pseudo-tuberculose expérimentale. *Archiv. de Physiol.*, 1880.

MASKE. — De la tuberculose des synoviales et du pansement à l'iodoforme. *Centralb. fur Chirurgie*, n° 23, 1882.

MARTIN. — *Étude expérimentale et clinique sur l'emploi chirurgical de l'iodoforme*. Thèse de Lyon, 1882.

MAURIAC. — Synovites tendineuses symptomatiques de la syphilis et de la blennorrhagie. *Gaz. des hôpit.*, 1875, p. 274-277.

MAYMOU. — *Étude sur la synovite tendineuse blennorrhagique*. Thèse de Paris, 1875.

MÉRICAMP. — *Contribution à l'étude des arthropathies syphilitiques tertiaires*. Thèse de Paris, 1882.

Méricamp.—*Bull.et Mém.de la Société médicale des hôpitaux de Paris*, 1881.

Métral. — *De la résection sous-périostée du poignet.* Thèse de Lyon, 1882.

Michon. — *Des tumeurs synoviales de la partie inférieure de l'avant-bras, de la face palmaire, du poignet et de la main.* Thèse de concours, 1851.

Mikulicz. — Die Verwendung der Iodoforms in der Chirurgie. *Wiener klin.*, 1882, et *Archiv für klinik. Chirurgie*, t. XVII, Heft 3.

D. Mollière. — De l'extirpation préventive des fongosités périarticulaires. *Bull. Soc. de chir.*, 1882, p. 461.

Mondan. — *Recherches expérimentales et cliniques sur les atrophies des membres dans les affections chirurgicales.* Thèse de Lyon, 1882.

Morton — Chronic destructive arthritis of knee joint; excision; cure. *Med. Press.* London, 1882.

Mosetig-Moorhof. — Der Iodoform Verband. *Sammlung klin. Vorträge* 1882.

—— Zur Frage des Iodoforms-Vergiftung. *Centralb. für Chirurgie*, 1882

Nélaton. — *Recherches sur l'affection tuberculeuse des os.* Thèse de Paris, 1836.

—— *Pathologie externe*, t. II, 1847.

Nicaise. — De la synovite tendineuse à grains riziformes. *Gaz. médic. de Paris*, 1872.

—— Synovite fongueuse des péroniers latéraux. *Revue médic. franç. et étrang.*, 1881, t. II, p. 479, et *Gaz. des hôpit.*, 1881, p. 916.

Nicoladini. — Untersuchung über die nerven der Dinegelencks kapsel des Kaninchens, *Stricker's Jahrbr.*, 1873.

Ollier. — *Traité expérimental et clinique de la régénération des os.* Paris, 1867.

—— Article arthrite, *Dict. encycl. des Sc. médic.*, 1867.

—— Article carie, *Dict. encycl. des Sc. médic.*, 1876.

—— Résections articulaires et pansements antiseptiques. *Revue mensuelle de médec. et de chirurg.*, 1880.

—— Résection de la hanche. *Lyon médical*, 1881, t. XXXVII.

—— De l'entorse juxta-épiphysaire et de ses conséquences immédiates ou éloignées, etc. *Revue de chirurgie*, 1881.

—— Résection du poignet. *Lyon médical*, 1882, t. XL.

—— Des désarticulations sous-périostées, etc. *Revue de chirurgie*, 1882.

—— De la résection du coude. *Revue de chirurgie*, 1882.

—— De la résection du genou. *Revue de chirurgie*, 1883.

—— Des résections et amputations chez les tuberculeux. *Lyon médical*, 27 mai 1883.

Panas. — Art. Articulations (tumeurs blanches), *Dict. de médec. et de chirur. pratiques*, 1865.

A. Paquet. — *Étude sur les tumeurs blanches*. Thèse de Paris, 1867.

Ambr. Paré — *Édition Malgaigne*, 1840.

H. Paris — *Des synovites tendineuses chroniques et des kystes synoviaux des gaines digitales isolées*. Thèse de Paris, 1878.

Paugam. — *De l'arthrite sèche*. Thèse de Paris, 1873.

Péan. — *Leçons de clinique chirurgicale*. Paris, 1882.

O. de Pezzer. — *Des tumeurs solides des gaines synoviales*. Thèse de Paris, 1880.

Philippi. — *Essai sur les synovites tendineuses et les kystes péritendineux*. Thèse de Paris, 1873.

Piéchaud. — *De la ponction et de l'incision dans les maladies articulaires*. Thèse de Paris, 1880.

Pilate. — *De la compression dans le traitement des tumeurs blanches*. Thèse de Paris, 1868.

Pillenet. — *Des synovites tendineuses aiguës*. Thèse de Paris, 1873.

Plateau. — *Étude sur les épanchements articulaires syphilitiques*. Thèse de Paris, 1877.

M. Pollosson. — Note sur les formes anatomiques de la tuberculose articulaire et l'évolution clinique des fongosités. *Gazette hebdomadaire*, 1883.

Pouchet et Tourneux. — *Précis d'histologie humaine et d'histogénie*. Paris, 1878.

Powel. — *Du pseudorhumatisme tuberculeux*. Thèse de Paris, 1874.

Priou. — *Essai sur la tuberculose des synoviales articulaires*. Thèse de Paris, 1878.

Quinquaud. — *De la scrofule dans ses rapports avec la phtisie pulmonaire*. Thèse d'agrégation de médecine, 1883.

Raynier. — *Essai sur les localisations tuberculeuses dans les synoviales tendineuses*. Thèse de Montpellier, 1882.

J. Renaut. — Art. Dermatoses, *Dict. encycl. des Sc. médic.*

C. Reyher. On the cartilages and synovial membranes of the joints. *Journ. of. anat. and phys.*, 1875.

Ricard. — *Contribution à l'étude de la tuberculose des synoviales articulaires et des diverses formes cliniques qu'elle peut revêtir*. Thèse de Paris, 1881.

Richet. — Recherches pour servir à l'histoire des tumeurs blanches. *Annales de la chir. franç. et étr.*, t. XI, 1844.

—— Mémoire sur les tumeurs blanches. *Mémoires de l'Académie de médecine*, t. XVII, 1853.

—— *Traité d'anatomie médico-chirurgicale*, Paris, 1873.

Riedel. — Ueber das Verhalten von Blut sowie von indifferenten Fremdkörpern in den Gelenken. *Zeitschrift für Chirurgie*, 1879.

Rizet. — Bourse séreuse accidentelle sur le dos du pied, etc. *Gaz. des hôpit.*, 1880.

Rohmer. — Du pansement à l'iodoforme. *Revue de Chirurgie*, 1882.

Roussel. — *De la syphilis tertiaire dans la seconde enfance et chez les adolescents*. Thèse de Paris, 1881.

J. Roux. — *De l'arthrite tuberculeuse*. Thèse de Paris, 1875.

Saison. — Carie du tibia; tumeur blanche consécutive du genou. *Bull. Soc anat.*, 1867

Sappey. — *Traité d'anatomie descriptive*. Paris, 1877.

Max Schede. — *Ueber den Gebrauch des scharfen Löffels bei den behandlung von Geschwüren*. Halle, 1872.

Schmidt. — Microscopical investigation into the nature of the so-called bacillus tuberculosis. *Chicago medic. Jour.*, 1882.

Schmidt. — *De la tuberculose expérimentale*. Thèse d'agrégation de médecine, 1883.

M. Schüller. — Experimentelle untersuchungen über die genese der scrofulösen gelenkentzündungen. *Centralb. für Chirurgie*. 1878.,

—— *Experimentelle und histologische untersuchungen ueber die Entstehung und ursachen der scrofulosen und tuberculosen gelenkleiden*. Stuttgard, 1880.

—— Zur Kenktniss der Micrococcen bei acuter infectioner Osteomyelitis. *Centralb für Chirurgie*, 1881.

—— Die Œtiologie der chronischenknochen und Gelenkentzündungen. *Arch. für klin. Chirurgie*, 1881.

Schüppel. — Ueber die Entstehung der Riesenzellen in Tuberkel. *Archiv. der Heilkunde*, 1872.

Schwartz. — *Recherches anatomiques sur les gaines synoviales de la main*. Thèse de Paris, 1878.

—— Recherches anatomiques sur la synoviale du genou. *Bull Soc. anat.*, 1880.

—— *Des osteosarcomes des membres*. Thèse d'agrégation de chirurgie, 1880,

Sédillot. — *De l'évidement des os*. Paris, 1860.

—— *De l'évidement sous-périosté des os*. Paris, 1867.

M. Sée. — Double arthrite fongueuse du genou guérie par les injections d'iodoforme. *Bull. Soc. de chir*. 1882.

Sézary. — *Bulletin Société anatomique*, 1870, p. 104.

Smith. — Remarks on the early operative treatment of strumous joints disease. *Brit. medic. Jour.* Lond., 1882.

Sonnenburg. — Bedentung der Tuberkel bei den fungösen Knochen und Gelenkentzündungen. *Verhandlungen der deutschen Gesellschaft für Chirurgie*, 1881.

Subbotine. — Recherches histologiques sur la structure des membranes synoviales. *Arch. de phys.*, 1880.

Suchard. — Traitement des tumeurs blanches. *Bull. Soc. anat.*, 1882.

Swann. — Pulpy disease of knee-joint; amputation; recovery. *The Lancet.* 1880.

Terrier et Verchère. — Synovite tuberculeuse.| *Revue mensuelle de chirurgie,* 1882.

Terrier. — Note sur la tuberculisation des synoviales tendineuses. *Bull. Soc. de chirurgie,* 1882, p. 710.

Tillmanns.— Beiträge zur Histologie der Gelenke. *Archiv. für mikroskopische Anatomie,* 1874.

Toussaint. — *Comptes rendus Acad. des sciences,* 1881.

Toutain. — *Essai sur la valeur relative des amputations et des résections dans les plaies et maladies articulaires.* Thèse de Paris, 1877.

Trapenard. — *De l'ignipuncture.* Thèse de Paris, 1873.

Trélat et Jamin. — Synovite tuberculeuse des gaines tendineuses. *Progrès médical,* 1882.

Valette. — *Clinique chirurgicale de l'Hôtel-Dieu de Lyon,* 1875.

Vallin. — Note sur les neutralisants du suc tuberculeux. *Bull. Acad. de méd.* 1883.

Valtat. — *De l'atrophie musculaire consécutive aux maladies des articulations.* Thèse de Paris, 1877.

Velpeau. — *Dict.* en 30 volumes, article Poignet (tumeurs synoviales).

—— Recherches anatomiques, physiologiques et pathologiques sur les cavités closes naturelles et accidentelles de l'économie animale. *Ann. de la chir. franç. et étr.,* 1843.

—— Sur l'inflammation des gaines des péroniers latéraux et des gaines tendineuses en général. *Gaz. des hôpit.,* 1852.

Verneuil. — Tumeur des gaines tendineuses des muscles postérieurs du cou-de pied. *Bull. Soc. anat.,* 1854.

—— Tumeur fongueuse des gaines tendineuses du cou-de-pied. *Gaz. des hôpit.,* 1856, et *Bull. Soc. de chirurg.,* 1856.

—— Tumeur fongueuse des gaines tendineuses du pied. *Bull. Soc. de chirurg.,* 1857.

Villard. — Hip-joint disease, death in early stage from tubercular meningitis *Boston medic. Jour.,* 1880.

Villemin. — *Études sur la tuberculose,* 1868

J. Voisin. — *Contribution à l'étude des arthropathies syphilitiques.* Thèse de Paris, 1875.

R. Volkmann. —Die resectionen der gelenke. *Sammlung klin. Vorträge,* n° 51, 1872.

—— Ueber den Carackter und die Bedentung der fungösen Gelenkentzündungen. *Volkmann's klin. Vorträge,* nos 168-169, 1879.

Watson Cheyne. — Report on the relation of micro organisms to tuberculosis. *The Lancet,* 1883.

WEBER. — *Encyclopédie anatomique*, t. III.

WEISS — Ueber die bildung und die bedentung der Riesenzellen. *Archiv. Virchow*, 1876.

WIRCHOW. — *Pathologie cellulaire*, 1868.

WIDMANN. — *Dissert. médico-chirurgic.* Collection des thèses de Haller. Paris, 1760.

WISEMANN. — *Several chirurgical treatises.* London, 1676.

WRIGHT. — *Pulpy disease of the knee Lavel.* London, 1881.

ZANNELLIS — *Des arthropathies tuberculeuses et des inflammations tuberculeuses périarticulaires.* Thèse de Paris, 1882.

ZIEGLER. — *Experimentelle untersuchungen ueber der Herkunft der Tuberkelalementen.* Würtzburg, 1875.

—— Uber Tuberculose und swindsucht. *Volhmann's Sammlung Vorträge.* 1878.

TABLE DES MATIÈRES